ANTI-AGING

抗衰

哈佛生物医药科学家的"逆生长"指南

余国良　著

湖南科学技术出版社　　博集天卷 CS-BOOKY

图书在版编目（CIP）数据

抗衰 / 余国良著 . -- 长沙：湖南科学技术出版社，2023.4

ISBN 978-7-5710-2088-0

Ⅰ. ①抗… Ⅱ. ①余… Ⅲ. ①抗衰老－普及读物 Ⅳ. ① R339.34-49

中国国家版本馆 CIP 数据核字（2023）第 039508 号

上架建议：健康百科

KANGSHUAI
抗衰

著　　者：余国良
出 版 人：潘晓山
责任编辑：刘　竞
监　　制：邢越超
出 品 人：于丽娜　悦海传媒
策划编辑：刘　筝
特约编辑：白　楠
营销支持：文刀刀
版式设计：李　洁
封面设计：广　岛
内文插图：高若希
内文排版：百朗文化
出　　版：湖南科学技术出版社
　　　　　　（湖南省长沙市芙蓉中路 416 号　邮编：410008）
网　　址：www.hnstp.com
印　　刷：三河市天润建兴印务有限公司
经　　销：新华书店
开　　本：680 mm × 955 mm　1/16
字　　数：185 千字
印　　张：14.5
版　　次：2023 年 4 月第 1 版
印　　次：2023 年 4 月第 1 次印刷
书　　号：ISBN 978-7-5710-2088-0
定　　价：62.00 元

若有质量问题，请致电质量监督电话：010-59096394
团购电话：010-59320018

此书谨献给我的妻子和两个儿子，她和儿子们教我如何健康快乐地度过我的后半生，延缓衰老，享受当下。正值妻子 60 岁生日，我完成了本书第一稿，作为给她的生日祝福。同时，我想把此书献给我的同行，希望从事健康科学的朋友们能尽快找到衰老的根源。让我们一起倾心尽力维护自己和家人的健康，让我们保持年轻的身体和快乐的心情。

抗　　　衰

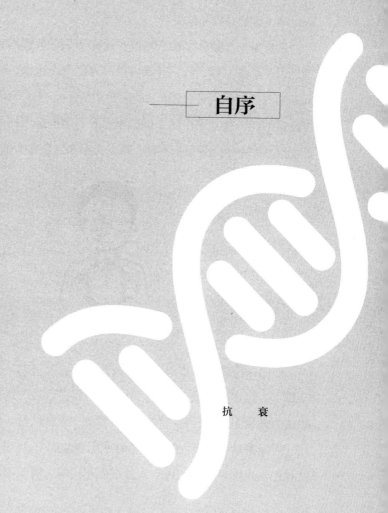

—| **自序** |

抗　衰

如果说我的上一本书《大健康通识课》是一本教大家理论知识的科普书，那么这本书的目的是要和大家分享我和我的家人及朋友们把这些理论付诸实践的经验和结果。

生命是一个整体，像一辆汽车一样一个零件都不能出错。我们的大脑，以及心脏、肺、肝、肾等内脏都为生命而运作，而生命又是随着时间和空间的变化而变化的。如何用现代的科学理念和信息技术帮助自己度过美好的一生？解答这个问题就是我写书的最大初衷。我希望这些书能变成大家手中的健康指南针，帮助大家在健康方面做出更正确的选择。

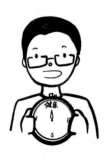

健康指南针

如何保持健康？想要更健康，首先心灵要强大。只有在强大意念的支撑下，你才有可能完成自己所设定的任务，达到预期的目标。在现实生活中，我们经常碰到各种各样的困境，衣食住行、事业前程、人生规划、人际关系等，强大的心灵能让我们勇敢面对，坚持不懈地克服困难，让我们走出困境。我们每个人都在面对困境、解除困境、预防困境再次

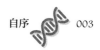

发生的循环中度过我们的一生。

心灵的力量有时候也需要科学数据来支撑。

比如，我的基因组测序显示我天生携带阿尔茨海默病的相关基因APOE4，如果说我没有沮丧和悲观，那是假话。

不过，我觉得勇敢面对才是正道。我用科学案例提醒自己有致病的基因不一定真的会得病，目前只是统计学的判断。许多时候，后天的良好生活方式可以延缓甚至防止疾病的发生。

我时常思考，像APOE4这样的"坏"基因为什么和人类共同生存到了现在，而没被淘汰？为什么有大量的人携带这个"坏"基因？APOE4是不是有它"好"的一面呢？而最近伦敦大学的研究人员在《自然》(Nature)杂志上刊登的一篇论文（Lu et al; Nature Aging 2021; 450:102）让我心情大好。这是一个以500多位70岁以上的老人作为研究对象的实验，其中120人有APOE4基因，实验结果表明，APOE4携带者具有更好的空间记忆能力，在对位置进行回忆时更加准确，APOE4受试对象在长期和短期记忆测试中都表现优异。另外，APOE4携带者在工作中的专注力和记忆力也更强。

就这样，有科学原理做基础，我的心变得更加强大，我更注重用强项去弥补弱项。

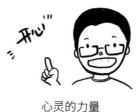

心灵的力量

在这本书中，作为科学家，我会用大量的数字来说明问题。我现在提出一个小小的目标：读完本书后，做事情时，在你选择一种方法之前，你会设想一下用数字来指导、实施这个方法的过程，并验证你的结果。通常，一个科学实验包括理论假设、实验方法、结果和讨论。在实验前，我们要把各种各样的、可预见的结果都考虑周全，当然，还应该洞察到那些不容易被预见的结果。

假如，你希望从身上减掉 10 斤脂肪，以下是几种可以达到这个目标的方式。你会尝试哪一种？

1. 坚持每天走路 1 小时（速度为每小时 5 公里），需要走多少天？

2. 坚持每天跑步 1 小时（速度为每小时 10 公里），需要跑多少天？

3. 坚持每天跳 80 个波比跳，每次跳的个数依你的体能而定，需要跳多少天？

4. 坚持每周打 3 场篮球，需要多少周？

5. 打几场高尔夫球？

6. 坚持每天少吃 1 碗饭，要多少天？

7. 每天少吃多少水果？

8. 坚持 3 个月 "168" 饮食法。

9. 坚持每天多吃 1 块红烧肉，少吃米饭（你会惊讶地问：多吃肥肉怎么能减肥？建议你算一下）。

10. 持续 3 个月饮用减肥饮料。

11. 做 1 次吸脂手术。

你会选哪一种？

我想告诉大家的是，健康和其他事情一样，条条大路通罗马。有许

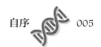

多不同的方式可以达到我们希望看到的结果，我们甚至可以把两三种方式结合在一起用，你只需记住以下这两个原则。

第一，懂得科学原理，做充分的准备，包括思想准备、心理准备、身体准备，甚至物资和社交准备。有强烈的愿望才有动力去实践。

第二，坚持到底。要有不达目的决不罢休的精神。健身和疗养都需要时间，是细水长流的过程。许多健康问题是积累成疾，要恢复健康也同样需要花长时间去养护。要设立阶段性里程碑，不断提高自己的兴趣和信心。每完成一个阶段性目标，一定要大肆庆祝，到处宣传，听到亲友们的称赞是一种很好的鼓励。还可以通过数字来量化自己的进步，然后提高对自己的要求。如此，你会惊喜地发现，你的目标不知不觉就达到了，没有那么难，也没有那么辛苦。

目录

录

Contents

5 年逆生长实验

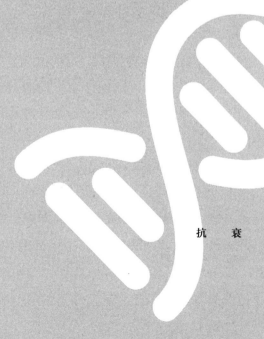

抗　衰

我的逆生长实验

在写完《大健康通识课》后，我给自己定了一个目标：让自己的生理年龄比实际年龄年轻 20 岁！这简直是一个不可思议的梦想！没有人相信我可以做到！我用了一些大家轻而易举就可以测量的指标，如 BMI（身体质量指数）、内脏脂肪、骨骼肌肉，当然还有血液生化指标，进行了长达 5 年多的实验。大量的数据告诉我，应该怎么吃，怎么锻炼，怎么睡眠，怎么放松自己，怎么让自己活得开心潇洒。

最终，我的目标达到了！这是一个有趣而令人羡慕的逆生长实验。虽然我事先也不知道结果会如何，但结果确实是一个大满贯！当我把这些经验和结果分享给朋友，朋友们也付诸实践的时候，他们也多多少少感受到了增进健康的益处。许多朋友把他们的数据给我看，简直是太令人惊奇了。

因此，我相信这些书对你也会有所帮助。你如果理解了这些科学原理，不妨也试试。

我决定尝试一下能不能让自己的生理年龄比实际年龄年轻 20 岁。与其说这是一个梦想，不如说是一个实验。如果实验成功，许多人就可以效仿。

这个实验有三个要素——生命科学原理，心灵的力量，身体力行的执行，缺一不可。

1. 生命科学原理

a. 物质能量守恒定律。

不需要有博士学位，你一定也知道我们每天用嘴巴吃到肚子里的东西最终有三个归宿：转化为身体所需的能量，储存（以糖原及脂肪的形式）在体内以备后用，以及作为废物排到体外。

在现代社会里，物质极其丰富，食物需求都能得到满足，我们不用担心吃了上顿没下顿。所以储存脂肪这个以前的生存功能反而是大家都不希望有的事情。现在也有人在意废物的排放问题，这和肠道菌群有关。关键是要把我们每天吃的能量和我们需要的能量完整考虑起来。

我们的问题是：每天该吃多少合适？吃什么合适？什么时候吃合适？

b. 用进废退原理。

用则进不用则退的原理不用太多解释。如果希望加强骨骼和肌肉，我们就应该多一些肌肉锻炼，如俯卧撑和举铁。如果希望胸肌和腹肌让人羡慕，我们就去多练这些肌肉。如果希望锻炼大脑，多看书多思考就会有益，参加辩论也是一种好的锻炼。当然你如果怕肚子上肥肉太多，就少吃一点东西吧。

我们的问题是：每天锻炼多少合适？做什么锻炼合适？什么时候锻炼合适？

c. 能量代谢转换原理。

生物包括人类进化到现在有好几套产生能量的系统，主要是糖代谢和脂代谢。糖代谢是把现成的碳水化合物转化成能源，通常比较快。而脂代谢是把储存的能源拿出来，这个只有在饥饿的时候才用。

根据这个原理，我们是不是可以让身体有适当的饥饿状态，把不想要的脂肪用掉呢？

我们的问题是：怎样才能把脂肪燃烧掉？怎样能够只丢脂肪不丢肌肉呢？什么时候甩掉脂肪最佳？

2. 检测方法和实验目标

本实验采用简单可行的测量方法，用欧姆龙体重秤测量体重，通过对 BMI、脂肪百分比、骨骼肌肉百分比、代谢率和腹腔脂肪率这些数据的综合评估，这个电子秤会计算出当时的生理年龄。

虽然每一种测量仪器及方法都有它的优点和缺点，而且一两次孤立的测量并不能反映准确的生理年龄。但是如果我们每天或者每隔几天在同一个时间测量，长年累月，这些数据之间是有可比性的。大量的数据给出的结论就比较可靠了，而且可以显示这些健康指标的趋势。

所以实验的目标是尝试各种生活方式，通过改变生活方式（如饮食、锻炼、作息等）了解自身的最佳状态并保持这种状态。

3. 实验方法

a. 饮食。

"168" 的饮食方法已经在许多人身上得到正面结果。所谓 "168" 饮食法是一种间歇性饮食法：每天除了 8 小时以内可以吃东西，尤其是碳水化合物和蛋白质，其他 16 小时坚决不能吃喝含有碳水化合物和蛋白质的东西。关键是需要严格遵守。8 小时之内是可饮食时间，可以吃各种各样的食物，基本上可以吃大鱼大肉，含高脂肪和高蛋白质的食物（也就是鲜美可口的食物），无须忌口。

当然，我们应该吃荤素搭配且营养成分均衡的食物。作为一个美食爱好者，我通常会选精美的荤菜为主食，搭配一些新鲜蔬菜和少量粮食。

要做到"168"的饮食作息时间，对于热爱生活的人，最简单可行的办法是晚上 8 点以前吃完晚餐。之后不吃任何含有能量的东西，包括酒和坚果等零食。

第二天早上来一杯"防弹"咖啡。最好是现磨的有机咖啡加上半茶匙的有机黄油（Ghee）和椰子油。咖啡和油混合后用粉碎机打成悬浮液，咖啡香溢满屋，口感醇香。切记咖啡不可加糖，甚至奶也要少加或不加。"防弹"咖啡可以抗饿。其原理如下。

我们一觉醒来，10 多个小时没吃东西，肚子饿得咕咕叫，提醒我们该吃早饭啦。通常早饭我们会吃许多碳水化合物，如烧饼、油条、泡饭、面条等。这些都是糖代谢的好原料，很快会通过线粒体的生化反应转化成我们需要的能量。多出来的能量以脂肪的形式储存起来。我们不是说好不要脂肪的吗？这个时候我们一定要坚强，坚持原则，不到 16 小时不能吃东西。

如果没有补充碳水化合物和蛋白质作为能源，我们的身体就会开始消耗我们的储备能源，也就是脂肪。"防弹"咖啡里面的油其实是一个引子，让酮酵解（Ketosis）反应来取代糖酵解（Glycolysis）反应。也就是用脂肪代替糖作为能源。有机黄油和椰子油里面主要是酮酵解反应的中间产物，如中链脂肪酸。

那么大家会问，哪有这等好事？为什么这种饥饿方法只消耗脂肪不消耗肌肉呢？这就是下一个关键了。

b. 锻炼。

锻炼的目的是增强肌肉和骨骼，但是要增强肌肉需要循序渐进地积累。我们开始锻炼的时候，虽然肌体需要消耗体内的储备，但是在使用肌肉的时候，肌体是不会动用它做能源的。就像一个国家在打仗的时候是不会去削减军费的，只会去削减类似教育和卫生的经费。

所以，我喝完"防弹"咖啡以后就会去健身。健身的方法有很多，可以爬山、远足、打球、做瑜伽、做健身操等。如果可能，尽量把自己锻炼的内容量化，以便不断增加强度。

比如，走路的步数、跑步的距离、俯卧撑的个数都是可以量化的。通常锻炼强度可以定期增加。比如，俯卧撑和仰卧起坐，每天可以做三组，每组十五个。下周每组增加一个即可，每周每组增加一个就是了不起的进步。如果要举铁，重量也是每周一点一点地增加。

操之过急并无益处。关键是要持之以恒，每天坚持。有趣的是越锻炼，越消耗能量，我们的饥饿感反而越弱。我们会很快忘却饥饿，进入酮酵解反应阶段。

c. 睡眠。

这个实验的第三个重点是晚上睡眠质量要好。如果睡不着，或者半夜三更醒来，肚子会饿，你就忍不住要去找东西吃。这是非常糟糕的状态，因为饿就睡不着，而睡不着又会感到饿，所以我们必须早睡早起。

我通常晚上 10 点半就上床睡觉。睡觉前尽量不打电话，不看手机和电脑。如果能够一觉睡到天亮，那就是一天成功的开始。

智能手表或手环能够记录我们睡眠的质量，包括进入浅度睡眠和深度睡眠的时间，以及总睡眠长度。一般前半夜浅度睡眠多一些，后半夜深度睡眠多一些。许多 APP（手机应用程序）会总结睡眠质量的好坏，应该多注意哪些睡前的生活方式对睡眠有不良影响，并加以修正。比如，自从发现晚饭时喝酒使我减少了深度睡眠时间，我就减少了晚上喝酒的量和次数。

如何将健康量化？

我经常说："健康不健康，测量一下就知道啦！"测量不是为了有一个绝对的指标，甚至不是为了看这个指标是不是在所谓的正常范围内。测量实际上是为了看到健康干预或者生活方式改变后的效果。

我的第一个实验，是要看一看每天走路的步数对各种身体指标的影响。在早期的实验中，我把每天走路的步数从 8000 步增加到 15 000 步，又从 15 000 步增加到 20 000 步。你猜猜效果如何？我发现，这些努力对我的身体各项指标的改善在初期并不明显！是什么导致了下面这样惊人的效果呢？

实验从 2016 年 4 月 25 日开始，到 2020 年 8 月 4 日截止。

指标	实验开始 2016-4-25	实验中期 2019-4-26	实验截止 2020-8-4	起始差别
实际年龄 / 岁	54	57	58	+4
体重 / 磅①	168	165	142	−26
BMI	24	23	20	−4
体脂率 /%	24	21	11	−13

---

① 1 磅 =0.4536 千克。——编者注（后无特殊标记均为编者注）

续表

指标	实验开始 2016-4-25	实验中期 2019-4-26	实验截止 2020-8-4	起始差别
骨骼肌肉 /%	34	36	40	+6
静态代谢率 /%	1631	1596	1481	−150
生理年龄 / 岁	54	50	34	−20
内脏脂肪 /%	8	7	3	−5

上表显示了在这四年多里我的体重、BMI、体脂率等七项指标随着时间发生的变化，可以看出，这些指标的改善是一个循序渐进的过程。一开始效果并不明显，而到了最后一年效果就越来越明显。变化不仅仅是体重降低了 26 磅，体脂肪和内脏脂肪更是大大减少。尤其是因为我坚持锻炼，骨骼肌肉增加了许多。

在这四年多的日子里，我钻研了各种养生的方法、各种锻炼强度、各种饮食习惯，以及这些生活方式的各种生化机理。其实大部分的方法都见效甚微，本书描述的是我通过实践选出来的最佳的、最有效的方法。

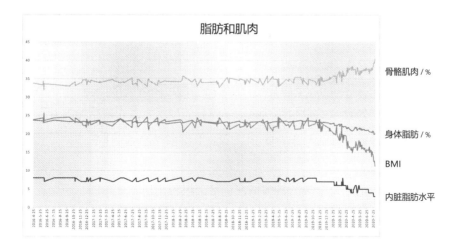

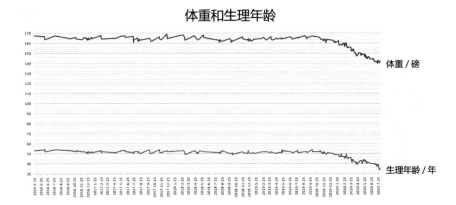

体重和生理年龄

如上图所示，根据同一个仪器的测量和计算，我的生理年龄在这个实验期间整整降低了20岁。虽然我不应该真的认为我年轻了这么多，或者逆生长了，但是我感觉到了年轻的活力，我的身体和心智确实都有回到从前的感觉。我们都知道衰老是必然的，但是这个实验的结论证明衰老是可以被减缓的，部分衰老的器官是可以重新修复和再生的。这方面有很多生命科学的研究和文献，再生医学这几年也有不少相关进展。

针对这次亲身实验，我想我们可以进行这五个思考。

第一个思考，为什么这个实验最后一年效果明显，而前面三年变化不大呢？

有的朋友说这个实验的时间太久了，怕自己坚持不了，其实我这个实验是探索性的，一旦我把成功的经验总结出来，真正需要练习并看到效果的时间估计也就是3个月~6个月，有的朋友只用了2个月就见到了效果。

当然，由于每个人的具体情况、基因组和生活方式不同，逆生长的程度也会有所不同。我认为比较重要的是两个方面。一方面，我们可以通过优化生活方式使自己变得更健康更年轻，这是每个人都可以做到的；

另一方面，一次减肥活动达到目标并不难，难的是保持优质的生活习惯。

所以懂得科学原理很重要，要把科学原理和实际生活相关联，验证其效果。

第二个思考，是不是降低体重或者减肥就可以变年轻？

答案是正面的。所以减肥是大家呼声最高的愿望，不仅仅是为了身材美观，更是为了健康。适当减轻体重可以减轻其他器官的负担，提高睡眠质量，让我们保持精神焕发。

在现代社会中，大部分人每天摄入的食物能量是大大超过实际需求的。整体来讲，我们的人群是偏胖的。数据显示，2019 年中国肥胖人口规模超 2.5 亿人，肥胖人群规模的发展，以及由肥胖引起的健康问题已逐渐成为社会关注的焦点。许多人大腹便便，年纪轻轻就被冠上"油腻大叔"的称号。当你把肚子上的脂肪和内脏之间的脂肪大大减少的时候，一个年轻英俊的你又会重现。

一般来讲，身材适中的人显年轻，而肥胖的人更显老态。当然我们不是鼓励人减肥减到骨瘦如柴，太瘦其实也是病态。健康的人的身体质量指数 BMI 应该在 18.5～24。我自己选择保持在 20～22。

第三个思考，如何在增加肌肉的同时减少脂肪？

体重只是一个参数。我乘坐一趟往返于中美之间的飞机，体重都会降几磅。

真正重要的是减了什么？例如，如果减掉的只是水，那只是脱水现象。我们的身体体液的含量和分布随年龄、性别和身体胖瘦而有所不同。新生儿、婴幼儿和儿童的体液总量分别约占体重的 80%、70% 和 65%。一般成年人体液约占体重的 60%，而老年人的体液总量占体重的 55% 左右。

我们减肥的目的是要减少脂肪，增加肌肉。许多太瘦的老人实际上是得了"少肌症"。没有足够的肌肉，就不能帮助骨骼支撑身体，就没有力量活动、干活和健身。

如何能够只减少脂肪而不减少肌肉，甚至增加肌肉呢？这就需要在生酮反应的时候进行锻炼，特别是肌肉训练。这也是早上锻炼身体效果最佳的原因。

第四个思考，每天吃多少食物是最合适的？

答案是身体比你更清楚。有朋友问，减肥何必这么麻烦，少吃一点不就完了吗？此话固然不错，问题是在美食面前大部分人经不起诱惑，大部分人会说："先吃了再说，下不为例。"这就是为什么大部分人通过饮食来控制体重不成功。很少有人一直有强大的自制力，不为美食所动。

我自己的体会是，在掌控"168"饮食作息的情况下，应该可以想吃多少就吃多少。有趣的是"168"饮食作息恰恰让我的食量减了下来。因为适量的饮食加上锻炼和休息会给身体带来和谐及舒适的感受，这些反馈会让我们在吃到合适的量的时候停下来。美食再好，吃多了不舒服，就不会再吃了。这个时候靠的不是意志而是经验。

当然，在吃的内容上应该均衡，碳水化合物（包括粮食、蔬菜、水果、酒等）、脂肪和蛋白质的比例应该在 4∶3∶3。

第五个思考，改善体重、肌肉和体脂率能改善其他身体指标吗？

答案是肯定的。

体重、肌肉和体脂率还都只是表面的参数。健康的身体还表现在血糖的控制能力、代谢能力、免疫能力和神经系统功能方面。当我们健康的时候，我们吃得香，睡得着，醒来元气满满，头脑清醒，身健体强。

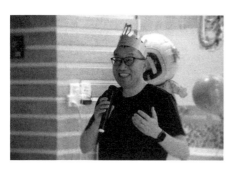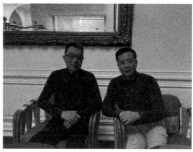

我"逆生长"前后的照片（右图左一为作者）

逆生长从细胞开始

细胞年轻，你就年轻

细胞年轻就是器官年轻，器官年轻就是身体年轻。反之，人体和器官的衰老也是从细胞开始的。在《大健康通识课》中，我已经大篇幅地讲解了细胞、基因和健康的关系，接下来在这本书中，关于细胞的结构、内容、功能及它们的生和死，我将给大家做简略介绍。我会把更多的篇幅留给好的案例。

细胞学让大家得以了解动物包括我们人类是非常复杂的生命现象。我们的生命体是由多种不同细胞从一个受精卵分化而来的，每个细胞都担任着重要的职能，有着自己的生老病死的过程。每个细胞又和许多其他细胞保持着密切的联系，相互传递信息，共同完成特定的任务。想要个体健康，那就必须了解细胞本身和细胞的工作流程。

人体细胞有 40 万亿~ 60 万亿个，细胞的大小差异很大，大多数细胞直径仅有几微米，有的却可达到 100 微米以上。尽管细胞的形态、大小各异，但其结构基本相同。除了成熟的红细胞和血小板外，所有细胞都至少有一个细胞核，是调节细胞生命活动，控制分裂、分化、遗传、变异的中心。人的生老病死都由细胞的好坏决定。

简单粗暴地讲，该死的细胞不死去，人体就会得癌症，而不该死的细胞死了则会导致人体早早衰老。比如阿尔茨海默病这样的神经退行性疾病。

人注定是要死亡的，当然就像细胞注定要死亡一样。

关键是，有些死亡是生理性的，有些死亡则是病理性的。对细胞死亡过程的研究是生物学和医学研究的一个热点。

我们已经知道，细胞的死亡起码有两种以上的方式，我们常常会简单区分为细胞坏死（necrosis）与细胞凋亡（apoptosis），细胞坏死是一种"谋杀式"的细胞死亡方式，主要是由外界因素造成的；而细胞凋亡则是"自杀式"的，是被程序编码的一种细胞死亡方式。

细胞凋亡是细胞的一种基本生物学现象，在生命体去除不需要的或异常的细胞过程中起着重要的作用。它在进化、稳定及多个系统的发育中起着重要的作用。细胞凋亡不仅是一种特殊的细胞死亡方式，而且具有重要的生物学意义及复杂的机制。

细胞凋亡是多基因严格控制的过程。凋亡过程的紊乱可能与许多疾病的发生有直接或间接的关系。

细胞的生老病死是由什么决定的呢？有基因的原因，也有环境的影响。我们首先需要知道细胞生死的原因和时间点。生物学的研究已经给了我们许多信息。我们更关心的是活在生死之间的那些细胞。它们是刚刚出生不久朝气蓬勃的细胞呢？还是步入暮年垂死挣扎的细胞呢？或者它们未老先衰，不该这么早就老气横秋？人体中大大小小 40 万亿~ 60 万亿个细胞无时无刻不在经历生老病死的过程。

我们能够保证那些身强力壮的细胞真的很健康吗？或者，我们如何让那些正在衰老的细胞别那么早地走向死亡的道路？

你的端粒今天增长了吗？

人体每个细胞里有 23 对染色体，里面藏着我们的遗传物质。而染色体是线性的，也就是像绳子一样是有末端的。端粒就是染色体的末端，用来保护我们的遗传物质免受损害。可是端粒会随着年龄增加不断缩短，因为细胞每分裂一次端粒就要短一小节。我们出生时的端粒是一生当中最长的，有 8000 到 1 万多个碱基对；我们临死前的端粒是最短的，差不多用完了。

端粒酶是维持端粒长度的唯一"机器"。所以端粒长短和端粒酶活性是细胞健康的直接指标。要知道我们的细胞是不是健康，我们可以通过检测端粒酶活性或者端粒长短来衡量。从另外一个角度看，我们可以通过维护端粒长度来保持健康长寿。

自从我的博士导师伊丽莎白·布莱克本教授获得了诺贝尔生理学或医学奖，越来越多的人开始关心端粒和端粒酶。因为如何保持细胞的健康是大家最关心的事情。那就让我列举一些保护端粒的秘密吧！从大数据研究来看，我们可以看到以下 10 种和端粒相关的现象及可以借鉴的生活方式。

1. 受教育程度：相比受教育程度低的人群，受教育程度高的人群的端粒长度维护得更好。这个结果虽然有多种原因。但是受过教育的人更倾向于相对健康的生活方式，对饮食比较讲究，愿意锻炼，相对生活压力和焦虑程度低。

2. 经济收入：收入高的人群相比于收入低的人群端粒较长。这个可以理解，每天要为家庭的温饱问题操心的人压力大，生活也清苦；经济收入越高受到的医疗保障就越好。

3. 生活压力：生活压力大的人，比如需要看护孩子和老人的人端粒比较短，而生活压力小、心情愉快的人端粒就比较长。

4. 基础疾病：大多数有基础疾病的人端粒比较短。有病要及时治疗，慢性病需要管理。

5. 进补 ω-3 脂肪酸：饮食 ω-3 脂肪酸补充剂或含有丰富 ω-3 脂肪酸（如鱼油、核桃等）的食物可以维持端粒长度。每天进食 1 克以上的 ω-3 脂肪酸最为合适。黄芪含有端粒酶激活剂，有人尝试用黄芪提取物增加端粒酶活性。不过长期大量食用黄芪可能有风险，因为过度激活端粒酶有可能引发癌症。

6. 体育锻炼：每周进行 3 次以上的体育锻炼有助于端粒维护。体育锻炼可以是多样化的，包括爬山、慢跑、瑜伽、游泳等。

7. 耐力训练：最近的一项研究发现，持续的有氧耐力训练或 6 个月的高强度间歇训练使端粒长度增加了 5%。

8. 抗氧化：氧化应激对 DNA 氧化损伤高度敏感，可导致端粒缩短和功能障碍，而抗氧化剂和自由基清除剂则可降低端粒缩短率，并延长细胞增殖寿命。

9. 家庭社区：和睦的家庭、亲友给予的支持及经常参加快乐的社交活动有助于端粒维护。

10. 阳光心态：拿得起放得下的人、心情愉快的人更有能力释放压力，不容易忧郁和烦躁，端粒维护得更好。

了解了如何维护端粒以后，我给自己规定了每天的生活习惯。这样的生活节奏是我在逆生长实验中摸索出来的，也慢慢养成了习惯。

首先我奉行了"168"饮食法（参考本书第6章），每天晚上8点以后不再吃东西。其次我会戴着一个智能手表（iWatch）睡觉，目的是监测我的睡眠质量（本书第12章我会讲到睡眠的重要性和睡眠质量的标准）。

我通常在早上6点左右自然醒。如果前一天晚睡也会定闹钟以免睡过头耽误工作。美美一觉醒来后，我先用一个叫睡眠表（SleepWatch）的APP检查前一天晚上的睡眠情况。一个好的睡眠不但需要有足够的时间，还要有好的质量，需要衡量多项指标，比如心跳降低的程度等（参考本书第12章）。

洗漱和如厕完毕，我会量一下血压，20多年来我一直靠药物控制血压，每天的检测和药物调控血压是我比较重视的。一旦血压有了偏差，我会尽快通过药物调控把血压控制住。

接下来我会用"防弹"咖啡开始美好的一天。"防弹"咖啡（参考本书第6章）是现磨咖啡加了草饲黄油和椰子油用快速匀浆器搅拌而成的，香味扑鼻，提神醒脑。趁着享受咖啡的时光，把一天的安排在脑子里过一下。今天有哪些会议？需要见什么人？处理哪些文件？何时达到10 000步锻炼目标？今天的晚餐煮点什么好吃的？要不要邀请哪位好友共进晚餐呢？忙碌而充实的一天就是这样开始的。

如果有时间做上30分钟的瑜伽，或者到江边慢跑5公里的话，我一天的活力又会增加不少。

在繁忙而又快乐的一天里，我不忘提醒自己生活是多么美好，把思想尽量放在正面，因为正能量让我浑身都舒坦，心情愉悦。当然日常生活难免有各种各样的不顺利，需要花精力动脑子解决，有时候也会消耗时间。但是我总提醒自己办法总比困难多，这样烦躁不安的心就会平静不少。回顾一下当天的事情，我会提醒自己：今天的端粒又长了吗?

你的祖传法宝
——基因

如何知晓自己生命的密码？

　　基因对我们的健康和寿命起着决定性的重要作用。所以我们必须知晓自己的基因组。基因组是所有基因的总和及这些基因的调控 DNA。基因是遗传物质的基本单位，携带有遗传信息的 DNA 或 RNA 序列，通过复制把遗传信息一代一代地传递下去。同时，基因指导蛋白质的合成来表达所携带的遗传信息，从而控制生物个体的性状表达。

　　基因检测是通过血液、其他体液或细胞对 DNA 进行检测的技术。对被检测者细胞的 DNA 进行扩增后，通过特定设备（DNA 测序仪）对被检测者细胞中的 DNA 分子信息做检测和分析。它所含有的基因类型和基因缺陷及其表达功能是否正常可以用生物信息方法和程序进行分析。从而能使人们了解自己的基因信息，明确病因或预知身体患某种疾病的风险。

　　基因检测可以诊断疾病，也可以用于疾病风险的预测。疾病诊断是用基因检测技术检测引起遗传性疾病的突变基因。应用最广泛的基因检测是新生儿遗传性疾病的检测、遗传疾病的诊断和某些常见病的辅助诊断。比如癌症就是基因突变引起的，通过基因检测发现基因突变是常规的靶向治疗的手段。

　　新一代的 DNA 测序技术直接给消费者带来了新的服务。为个人解读遗传密码也慢慢成为一种时尚。我把它戏称为"科学算命"。现在国内外有不少服务客户端的全基因组测序的公司，其实这些公司的技术都差不多，解读的信息也大同小异，需要挑选的只是服务好坏。我们的遗传物质是祖宗传下来的宝贝，是造就我们个体的蓝图。

为此，这本独属于你自己的生命之书必须有。如果你在意自己的健康，想要青春常驻，想要善始善终，你一定要知道你存在于世的内因，这个内因将解答以下几个重要的问题。

1. 你有哪些基因增加了疾病风险？
2. 你有哪些基因减少了疾病风险？
3. 你有哪些优越基因让你与众不同？
4. 你如果有不利于健康的基因，怎么办？
5. 你如何通过生活方式优化基因和环境的相互调控？

随着基因检测技术的发展，许多人已体验过基因检测，用实际行动迎接新的技术对生活的改变。除了广为人知的安吉丽娜·朱莉通过基因检测，选择了切除乳腺手术降低患乳腺癌的风险之外，谢尔盖·布林、乔布斯等也做过基因检测。谢尔盖·布林是 google（谷歌）的创始人之一，2006 年他通过基因检测确认自己的基因携带着与母亲同样的"LRRK2"突变基因，携带这种基因使人患帕金森病的概率被提升到30%～75%，通过对概率差异的了解，结合自身情况，布林将自己可能患上帕金森病的概率锁定为 20%～80%。他开始改变自己的生活方式，每天坚持锻炼和饮用绿茶。

布林说："通过饮食和锻炼，我可以把自己的患病率降低一半，大概只剩 25%。"另外，随着研究，配合一些药物治疗和其他可能的治疗方式，布林进一步把他的患病率降到了 10%。

当年苹果公司创始人乔布斯患了胰腺癌，花了 10 万美元把肿瘤样品做了基因检测。医生借助基因突变的信息，设计了最佳的治疗方法。虽然乔布斯最终还是走了，可对胰腺癌患者来说，8 年的生存期已经属于罕见。

随着基因科技的进步和普及，基因检测的价格越来越平民化、大众化，如今全基因检测的实验和解读只需 2 万~3 万元。基因检测不仅能够帮助我们准确预测疾病的风险，更能从内因角度实现对疾病的精准治疗，同时通过基因检测，知道了自己的患病风险，更有利于我们通过改变饮食、作息等外部环境，实现更精准、更高效的健康管理。

人类有 6000 多种疾病，盲目的健康消费，很难精准对付自己体内潜在的疾病风险。但是，一个人如果进行了基因检测，就可以准确掌握自己患某种疾病的风险高低，进行个性化体检，及早干预，甚至化解风险。

我的生命密码之书

我为什么要推荐全基因组测序？原因很简单，它不但有用而且很有趣。我想知道我有哪些增加疾病风险的基因；同样，我想知道我有哪些减少疾病风险的基因。如果风险很小，我是不是可以不用担心，可以做本来不敢做的事？我还想知道我有没有优越基因，比如有没有艺术天赋，该不该去创业，运动协调性如何。最后我想知道我们的基因和环境会如何相互调控。这就是引导我们去寻找最佳的生活方式。

我把基因检测报告称作"生命之书"，是两本一英寸①厚的书，里面详细描述了6000多个和我健康相关的或者不相关的基因。许多基因是我已经知道我有的基因，更有许多不为我所知的基因。这是我的祖先一代一代传给我的家族宝藏，我自身的生命蓝图。对自己的生命蓝图，我充满好奇，我想知道这份蓝图的预测灵不灵验。有的预测已经成为事实，有的预测有待证实，有的预测正在被我推翻。我经常会充满兴趣地去翻翻这两本书，每次翻阅都有新的收获。

从我的家族史中，我知道我的代谢功能比较薄弱。果然中年的我就出现了"三高"：高血压，高血脂，高血糖。基因检测的结果完全验证了

① 1 英寸＝2.54 厘米。

这些风险的存在。过去 20 年，我健康管理的重点就在管理好"三高"。

最近我在翻阅我的"生命之书"时，有几个基因，完全出乎意料地吸引了我。一个是和性格有关的基因——"害羞基因"，或称"内向基因"。我小时候特别腼腆，性格内向，不喜欢也不敢和生人打交道。这曾经是我成长过程中的烦恼。我通过数十年事业上的奋斗，努力改变自我，才有了今天的自信和交际能力。看了我的基因检测报告，我才恍然大悟，我的害羞性格原来是天生的，是基因造成的。重要的是我不再抱怨自己胆小，不够主动、努力。

另外一个有趣的基因是导致一种叫"抖腿症"的坏习惯的基因。我小时候确实因为上课时抖动双腿而被老师批评过。如果那时知道这是基因造成的，我就可以理直气壮地告诉老师不能"歧视"基因突变的学生。

有的基因和我的冒险精神和创业创新有关，给我的职业生涯提供了"天意"。记得我前面讲的 APOE4 基因吗？这个基因赋予我更好的理解能力和记忆力。

看到我如此显摆我的基因，你是不是蠢蠢欲动，也想读一读自己的"生命之书"呢？

当然我更加关心的是我能不能通过分析这些遗传信息，预测我晚年会患的各种疾病。我甚至想预测自己最终的死因。这并不是要自寻烦恼，给自己增添烦忧，我是希望通过预测我将来可能要患的疾病，尽早改变生活方式，用最佳的生活方式来减少患病的机会。我个人的目标是把本来要患的大病的时间往后推 20 年。事实上我已经这样做了，并且有了显著的成效。

除此之外，生命科学、健康大数据、现代医学会发现越来越多的基因差异和性状之间的关联性。这些关联性又进一步在现实中得到验证。除了和健康直接相关的基因差异外，还有那些非常有趣的基因，比如对某种食物的喜好，对某种风险的态度，对某个现象的直觉，甚至是否应该做艺术家，婚姻中是不是容易出问题，等等。

我们越来越发现我们的许多行为是被自己的基因左右的。如果了解这些基因差异的存在，我们会不会根据新的发现调整我们的生活方式呢？毕竟我们希望达到更好的、更健康的、更快乐的境界。

如何应对常见的
身体烦恼?

ᯤ 肥胖

晓晨是一位爱美的 80 后女性，1.68 米的高挑个子可以掩盖矮个子的同伴掩盖不了的赘肉。她有着女人共同的烦恼——随着年龄增长，岁月好像在她身上糊了一层厚厚的赘肉，25 寸的腰围和粗壮的大腿让她穿不下以前的衣服了，照着镜子，她有说不出的苦恼。她会评价自己"面子大"，以自嘲脸盘大，她连做梦都想重新拥有她 20 岁时候的魔鬼身材。

晓晨在我的一次讲座上认识了我，坚持要我给她传授我的逆生长秘诀。我解释了"168"饮食法的原理和实施方案，并强调一定要持之以恒，循序渐进，并配合锻炼。她坚持要试试逆生长实验，向我保证一定坚持到底。下面的数据是她仅仅为期 6 个月的实验结果。她得知我回国时，通过快递给我送了好多点心，兴奋地把数据发给我，得知我的逆生长方法在她身上也同样灵验并通过数据得到了验证，我非常高兴。

短短 6 个月，她减了 16 斤，腰围回到了 19 寸，生理年龄降低了 15 岁，以下是她向我报告的具体参数。

时间	体重 / 斤	体脂率 /%	骨骼肌肉 /%	实际年龄 – 生理年龄 / 年
开始	122	32.4	15.2	3

续表

时间	体重 / 斤	体脂率 /%	骨骼肌肉 /%	实际年龄 – 生理年龄 / 年
3 个月后	114	27.1	18.7	10
6 个月后	106	24.6	19.3	15

晓晨告诉我，她成功的秘诀有三点：第一，严格要求自己做到"168"的饮食作息；第二，适当调整饮食结构，吃得新鲜美味营养，多摄入一些蛋白质，少摄入碳水化合物；第三，坚持每天跳操 1 小时以上。另外，她还告诉我，她每天都睡得很好，白天精力充沛，记忆力也大大提高了。

不久前，我在新原力论坛上碰到她，几乎要认不出她来了，她哪里像一个快 40 岁的女人？她的面容和身材更像一位 20 多岁的姑娘。

记忆力下降

振华是一个 80 后海归，正值事业兴旺期，每天繁忙的工作让他没有时间去关心自己。大量的酒局应酬在他身上留下了明显的印记。他的烦恼是记忆力在衰退，有人安慰他这是因为工作太繁忙，所谓"贵人多忘事"，是事情过多忙不过来造成的。几年前，我也用"贵人多忘事"安慰过自己。振华还总觉得自己的精力不如以前了，毕竟是 40 来岁的人了。而且，可能是家族基因的原因，振华家的人身体都比较富态，也许是生活条件比较优越，振华 1.75 米的身高却有近 200 斤的体重。有一次在一个饭局上，一帮朋友谈论起"168"饮食法的效果，有一位长者说如果我能帮振华减重 20 斤，他就相信这个办法有效。

我决定帮助振华做一次逆生长实验。这不仅仅是一个给他找回自信心的机会，也是我的逆生长法能否在不同人身上生效的一次考验。考虑到振华的身子底子比较厚，我和振华首先做了一定的沟通，我们约法三章：

1. 充分领会科学原理，以科学探索和实践为基础；
2. 有打持久战的心理准备，不可轻言放弃，为阶段性目标努力；
3. 以提高身体和心智的整体功能为目的，严格执行，用数据来说话。

为什么要约法三章？这是因为大部分人没有达到预期的效果就会放弃。有的人对科学一知半解，被伪科学误导，对健康因人而异的理念理解不深；有的人信心不足，或者本来就对这个方法将信将疑，而怀疑是失去信心而放弃的前奏，当效果不理想的时候人们很容易轻言放弃。更有人对提升整体身体和心智健康的目的性不明确，有的人只是为了减肥，有的人抱有侥幸心理。

我现身说法，把我自己四年的逆生长实验所得的体会一股脑儿分享给了振华。然后我们制订了"振华逆生长实施方案"。

简单地描述，"振华逆生长实施方案"包括了三个内容：

1. "168"饮食法，控制每天饮食的时间；
2. 身体锻炼的时间和强度；
3. 饮食结构的调整。

这三个内容看起来很普通，但要严格执行并不容易。"168"饮食法非常简单易行，每天在中午到傍晚8小时内吃食物，其他时间不吃。进食时间内可以吃多种营养丰富且美味的食物。吃的量也没有硬性规定。为了让实验顺利一些，我建议振华每天晚餐在下午6点左右完成，如果有饭局应酬也不要超过晚上8点，晚饭后坚决不能进食任何食物和饮料，直到16小时以后。

不像那些靠拼命锻炼减肥的人，振华只要保证每天走的路超过一万步就行。对于每天忙碌于工作的人，这不是一件很难的事。如果专心做有氧运动30分钟以上则更佳。饮食方面也没有特别要求，我只是希望他减少太甜的水果，增加脂肪和蛋白食物，这当然是吃货们乐在其中的事。

振华面临的挑战是馋、饿、定力三个方面。

馋是天性，人在美食面前的抵抗力是很低的，特别是在杭州这样的地方，各种时令水果，各种传统的精美点心，各种飞禽走兽、生猛海鲜烹饪而成的美味佳肴，怎么忍心辜负呢？

饿是一种本能的自我保护反应，停止进食一段时间，我们的肌体就习惯性地等待新的能量摄入，如果到了一定时间，食物没有到达胃里，我们的肚子就开始咕噜咕噜叫，提醒我们可以吃饭了。我们如果稍有怠慢，就会出现心慌、头晕、虚弱的症状。不得不说，饿的感觉是比较难受的。人在饥饿的情况下抵御诱惑的能力会大大降低。

我自己抵御饥饿感的方法有二。一是在最饥饿的时间段安排繁忙的工作。在正式的会议和集体活动中，我们会不好意思在人前吃东西。二是到健身房或者户外锻炼一段时间。锻炼是有计划、有时间安排的。锻炼的时候我们身体的饥饿感会大大降低。

当然，有强大定力忍住不吃才是王道。美食当前忍住不吃是一种需要培养的能力。

最初的2周~3周是第一阶段，主要挑战是需要忍住饥饿，坚持空腹16小时后再进食，这16小时内，任何碳水化合物或者蛋白质，包括鸡蛋、水果、蜂蜜、坚果等都不可以吃。也许是因为刚刚开始还有新鲜感，大部分人都可以忍耐这2周~3周的饥饿感。有付出就有期望值。有人已经看到减肥的效果，但也有不少人身上的赘肉还是不弃不离。好多人在这个时候会选择放弃，认为"168"饮食法对他没有效果，这其实是大错特错。我鼓励振华一定要坚持，不达目的决不罢休！我还打趣地说："饿过头了就不难受了。"

振华减肥的难度超出了我的预期。3个月过去了，振华的肚子只小了一点点，体重也只降低了3斤。我甚至开始怀疑振华是不是瞒着我偷吃，

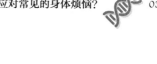

看着他无辜的样子，我只好让他开始"186"饮食作息（18 小时不吃，6 小时吃）。也就是说他每天只能在 6 小时的时间段里吃东西，每天 18 小时内不能吃东西。奇迹终于开始了，振华的体重降了 10 斤！我告诉他这只是刚刚开始，我们的目标是减 30 斤！

　　振华的成绩是傲人的，他坚持"168"饮食作息不打折扣。他不但能保持现有的战果，当他碰到瓶颈的时候，也就是体重不再如期降低的时候，他用"186"（18 小时不吃，6 小时吃）甚至"204"（20 小时不吃，4 小时吃）饮食法把间歇性断食推向新的水平。这个方法对振华真的有效，通过这样的加强版的"168"饮食法，振华半年后的体重降了 30 斤！

　　目标达到了，能保持吗？一年多过去了。振华的身材回到了 25 岁时候的样子，并且一直保持着。他的其他烦恼也就迎刃而解了。之前振华的烦恼是记忆力下降和精力不如以前充沛，自从达到逆生长目标以来，振华明显感到记忆力大大提高，办事因为精力充沛而高效，他感到整天有使不完的劲。虽然振华平日所需的睡眠时间比较少，睡眠质量却大大提高了。

　　你如果羡慕振华减肥成功，一定要关心振华是不是能够持之以恒，长期保持良好的体重。最近一次看到振华的时候，我非常失望——振华的大肚子又回来了！振华说他的工作压力太大了，压力导致焦虑，焦虑的人吃得多、锻炼少、作息紊乱。振华的复胖其实非常正常，许多人会在减肥过程中选择放弃，而拥有强大的决心和毅力的人一定会重整旗鼓、取得成功的。

性冷淡

某一天，我和几对中年夫妇，都是 50 岁左右，一边享受美食，一边分享在世界各地旅游的趣闻。大家向我请教如何保持充沛的精力和体力，以使我们在享受人生乐趣的时候尽兴、充分、完整。这种脑力、心力、精力和体力的不足，是衰老的前奏。

如果从科学的角度探讨这个问题，我们可以通过许多检测方法来判断，除了前面提到的端粒酶活性和端粒的长度这两个重要的指标，对男性而言，他的衰老程度还可以通过分析精子的活力来判断。

有研究表明，在显微镜下看到的男性精子活跃程度和他的年龄成正比。也就是说，有弱精或者死精的男子的身体远不如精子健壮的男子显得年轻有活力。有科学家检测了一些 80 多岁性欲旺盛的老汉的精子活力，发现他们的精子居然和 20 岁~30 岁小伙子的精子一样有活力。

几杯酒下肚，大家的话题就开放多了，有人问到人到中年性生活的和谐问题，我发现在场几对夫妻都已经结束了性生活，如果有，也只是一两个月一次。这是一种明显衰老的表现。

我认为要从性欲和性功能两方面来考虑。有男科医生告诉我，男人如果没有了晨勃那就是真的老了。而伟哥一类的药只是对血管充血有一点帮助。有年轻的心态和年轻的身体才会带来更好的性生活。

　　除了建议健身、瘦身和保持好的睡眠，我推荐大家进补一些帮助能量代谢的保健品，如辅酶 Q10、乙酰肉碱和硫辛酸等。

　　我常用的保健品是阿尔法硫辛酸、乙酰肉碱、生物素和茶多酚组成的复方产品，这种保健品使我每天吃的食物得到更有效的消化，产生更多的能量。我的一对朋友每过数月就会送一些好吃的东西给我，顺便拿几瓶这种保健品走，我问他们吃了后效果如何。他们悄悄地告诉我，不知道为什么，他们的性生活频率和质量都提高了。

　　我一再强调，这种保健品不是用来增强性功能的，只是一些帮助代谢的辅酶类的维生素而已。我不禁想知道，有多少食用这类保健品的朋友性功能有所改善。如果食用其他能量代谢保健品也会有同样的作用吗？这个案例也给了我一个启示：促进能量代谢有利于年轻健康，当然对性生活也会有所帮助。

〰️ 慢性病

　　人到中年，开始渐渐步入暮年，不但心态有所不同，身体也会有各种各样的不适。许多人患有"三高"，对血压、血脂和血糖三个指标尤其担忧。不断地检测加上药物控制变成日常生活的一部分，有时候赶上天气变化或者情绪波动，药物也不一定能很好地奏效，搞不好还要去医院看医生。

　　关于如何管理好自己的慢性病，每个人都有自己的办法。越来越多的健康管理机构试图用互联网的技术增加医患的沟通，及时就诊，及时发现问题，及时治疗。

　　不管用什么管理方法，你都是管理自己健康的第一责任人，因为你是最了解自己病情的人。你需要的是掌握如医生一般的知识，及时调整自己的状况。

　　我已经吃了 20 年降血压药，主要是通过每日较低剂量的 ACE 抑制剂的药将血压控制在 120/80 毫米汞柱[①]之内。

　　今年春节，天气突然变冷，我加大了 3 倍的剂量也没能把血压控制住。我顿时心慌意乱，不知所措。所幸我的姐姐是药剂师，经验丰富，

————————

① 1 毫米汞柱 =133.32 帕。

建议我用其他机理的高血压药联合治疗，这一招果然有效，我的血压很快得到了控制，几天以后我又可以回到我原来的用药和原来的剂量了。此后在我的血压不易控时，这种联合用药的方法总是灵验。

我有一位比我大 14 岁的大哥叫春来，他是信息产业的连续创业者，也是我的高尔夫球球友。一次一起打球，我注意到血压的波动对他打球成绩的明显影响，如果天气比较凉，他会带一个便携式血压计，如果血压偏高，就吃一片药。就这样，我们一起在健身中管理慢性病。人到了晚年，要学会一边管理自己的健康，一边经营美好的晚年生活。

慢性病是冰冻三尺非一日之寒，同样，慢性病管理也不能速战速决，而是持久战。得了慢性病，管理慢性病就成了我们生活的一部分，需要随时随地检测、干预，及时看医生。

高血压、糖尿病等心血管疾病是目前比较普遍的慢性病，随着现代医学的发展我们可能还有新的慢性病需要管理，比如抑郁症、自闭症、退行性神经系统疾病（如帕金森病），甚至某些癌症。

耐心生活好每一天，不让病情变坏是关键。

重大疾病

春莹是一位爱美的女性，爱画画，职业是平面设计师。她有一个爱她的男人，叫善平。善平是一位神经生物学家，在美国东部一所名校做系主任。有一天，50 岁出头的春莹在拍照的时候觉得举不动照相机了，这只是一个简单的傻瓜相机，没有什么重量。后来，春莹的手不能抬起来了，腿也没法站立，更不要说走路。慢慢地，春莹浑身的肌肉在消失，只能在轮椅上生活。

善平作为一位优秀的神经生物学家，下决心要找到春莹得病的根源，从全基因测序到全美神经科专家会诊，该看的看，该查的查，可惜，不是什么疾病都是有解的。除了肉体的痛苦，春莹和善平经历了一生中从未有过的生活方式上的考验，如何把一位专注的科学家转型成一位把照顾妻子作为中心的贤夫，对善平是一种新的挑战。

在现实生活中，有不少人像以上这对夫妻一样被突如其来的重大疾病压垮、拖累，用科学的方法面对，用理智和意志挑战疾病是帮助这些人的最佳方法。

随着年龄增加，我们患上重大疾病的风险越来越高。关于重大疾病，三座大山压着我们：癌症、心血管疾病和阿尔茨海默病。大部分人都是由于这三种重大疾病离开的。

我们每个人总会有担惊受怕的时候，害怕哪一天体检查出某个大病来，吾命休矣！

大病不是一日形成的。大病由小病引起，大病是小病没有及时被发现，没有及时被干预，没有及时被肌体修复而酿成的大祸。

所以我们需要通过基因检测预测得大病的概率，经常性地进行检测，一年一次不够，最好建立自己的健康基准线（参考本书第8章）。如果有不正常的现象，要及时干预，这样就会大大降低得大病的概率。

如果说生老病死是必然结果，我们最终可能都会因为一种大病而结束生命，我们又何必担心、恐惧、焦虑呢？我们应该活在当下，寻求快乐，保持积极的生活态度，奉行健康的生活理念和方式。也许，我们不去惦记大病，大病也不会惦记我们呢！

膝关节疾病

人到中年，我们都开始努力锻炼，最常见的锻炼方式是跑步。

可是，我有不少朋友，特别是女性朋友把膝盖跑坏了。《大健康通识课》中我有讲到过度锻炼的恶果，我妹妹爱萍就是由于过度锻炼膝盖受伤，影响到爬山和长途步行。这样的锻炼可谓得不偿失。

海芬是一个50多岁的美丽而好强的女人，她从年轻的时候开始就爱锻炼，几乎每天都要跑5公里~10公里。她还经常到各地跑马拉松，并取得名次。最近，她告诉我她要改打高尔夫球了，因为最近摔了一跤，伤到了膝盖。

膝关节位于股骨和胫骨的结合处，是跑步时最容易受伤的关节之一。髌骨关节处在髌骨和股骨之间，也是膝关节这个复合结构的一部分。

膝关节作为重要的滑车关节，主要在屈曲和伸展时进行活动。膝关节也可以进行一些旋转运动和少量额状面的移动。这是一个强壮的关节，因为在跑步时，我们每向前迈出一步，膝关节都必须承受体重2倍~8倍的重量。膝部的排列是独特的，这样才能在负重时避免损伤。臀部或脚踝上下部位的随意活动，都会使膝关节难以保持确切的位置。

要想拥有健康的膝关节，仅仅关注膝关节本身是远远不够的。

跑步者必须在臀部和脚踝的稳定性、力量性及肌肉的控制上多下功夫，同时要努力维持膝关节和臀部周边肌肉的平衡。加强腘绳肌和臀肌练习有助于维持膝部的特殊排列，平衡股四头肌的各种功能。

与其他关节一样，膝关节的活动范围由它的骨骼和排列结构所决定，包裹在关节周围的肌肉负责提供执行动作的力量。弯曲膝盖的动作主要靠腘绳肌收缩来完成，伸直膝盖的动作则主要是靠股四头肌及臀部肌肉的伸展来完成。

深蹲运动有利于膝盖的健康。建议每天做几组深蹲运动配合慢跑，在比较松软的地面慢跑是比较好的选择。另外，建议登山时，特别是坡度比较大的山，一定要戴好护膝。我先前膝盖也不给力，现在护膝是我爬山的必备品。

🩺 结石

像我这样身体比较健康的人也有遭受痛苦的时候。

今年元旦前夕，与家人和朋友欢庆新年到来之际，我遭受了从未有过的腹痛。由于我以前体检的时候知晓自己有好几个不同大小的肾结石，我很快判断出疼痛是这个原因，我估计这是结石在肾盂或输尿管内移动，刺激输尿管引起痉挛所致。

肾结石的疼痛往往突然发作，始于背、腰或肋腹部，沿输尿管向下腹部、大腿内侧、外阴部放射，可伴有排尿困难、恶心呕吐、大汗淋漓等症状。

我喝了大量的水，同时不断在房间里跑步跳跃，希望把肾结石尽快排出体外。快10个小时过去了，我感到疼痛不但没有减缓，反而在阵阵增加，同时我的心里开始恐惧，万一不是肾结石而是其他的病怎么办？

我终于疼痛难忍，没有忍到肾结石排到体外，就让妻子把我送到了附近医院的急诊室。医生问了情况，认为除了肾结石也有可能是急性肠炎，随后我做了血液检测和X线计算机体层摄影（CT）检查，显示没有炎症，那么是肾结石无疑。

医生开了止痛片，让我回家等结石排出。折腾了大半天，解决方法居然是吃止痛片。后来，我不知道结石什么时候排出了，一切恢复正常了。

通过这次痛苦的经历，我学习了肾结石的一些基本常识。

原来，肾结石的形成是某些因素造成尿中晶体物质浓度升高或溶解度降低析出结晶并在局部生长、聚积，最终形成结石。

影响结石形成的因素很多，年龄、性别、种族、遗传、环境因素、饮食习惯和职业等与结石的形成有关。

已知的泌尿结石有 32 种成分，最常见的成分为草酸钙，其他成分有磷酸铵镁、尿酸、磷酸钙及胱氨酸等。肾结石的症状取决于结石的大小、形状、所在部位和有无感染、梗阻等并发症。

肾结石患者平日大多没有症状，除非肾结石从肾脏掉落到输尿管造成输尿管的尿液阻塞才会发作，就像我的情况。常见的症状有腰腹部绞痛、恶心呕吐、腹胀、血尿等。急性肾绞痛常使患者疼痛难忍，疼得在地上打滚。

血尿常伴随疼痛出现。在疼痛和血尿发作时，会有沙粒或小结石随尿排出。结石通过尿道时有尿流堵塞及尿道内刺痛感，结石排出后尿流立即恢复通畅，患者顿感轻松舒适。

这次肾结石发作让我体会到头痛脑热、小病大恙随时有可能发生。

除了到医院找医生医治，如何安排自己，让自己少受肉体和精神的痛苦也是很重要的。忍耐痛苦往往并不是好的选择，甚至有可能耽误治疗窗口期。

在这里，我想提醒经常需要出行的读者，在出行前整理要带的东西时，一定不能忘记小药箱，除了根据自己的病史带上特需的药，还需要带上一些必备的医药物资以防万一。我已经习惯了把对我有效的药物放在一个旅行小药箱里，止痛片、阿司匹林、泰诺、帮助消化的药、治腹泻的药、晕车防呕吐的药、创可贴、蚊虫药、活络筋骨油、杀菌外用药、绷带、维生素 C 泡腾片、云南白药、跌打损伤膏等等。

突发疾病

朱莉是一个热爱生活的创业者，随着她事业的蓬勃发展，她追求美食的心愿越来越强烈，她的理由非常充分，创业前和创业过程太辛苦，经济条件也不允许，现在自己有了钱，应该放开肚子享受美食。她经常在网上、线下寻觅各种食材和美食，请各路朋友到家中美美享受一顿大餐。我自然是她的常客，美酒、美景和美食让我们真的觉得生活相当美妙。

然而，某一天结束了一天的忙碌后，她突然感到胸口闷，呼吸不畅。她被送到斯坦福大学医院急诊室，医生经诊断，发现她有三个通脉血管已经被堵了99%，需要马上做搭桥手术。

通常，如果血管堵塞不严重，也许放几个支架就能解决问题，而朱莉的问题已经相当严重了，如果这次不是被及时发现，及时干预，她完全有生命危险。

我和她说："这次敲响了警钟，一定要把身体养好，好日子长着呢！"她遗憾地告诉我，以后不能再大吃大喝了，医生叮嘱她每天严格按饮食要求进食，包括少吃油腻食品、少吃红肉等。

像朱莉这样能够通过先进的医疗手段对突发重病进行治疗是很幸运的。朱莉把这次转危为安的原因归为自己做了不少好事，我却认为，这要归功于她最近开始关心自身的健康。

　　我向她分享了我多年来建立的"健康基准线"，尤其是同型半胱氨酸（HCY）的健康基准线。我判断，如果朱莉也有一条同样的 HCY 健康基准线，她的血管不会如此堵塞，她的身体不会出现这次危险。

　　人们常说"大难不死，必有后福"，这个福就是懂得了健康的科学原理，并付诸实践，将其融入自己的日常生活。

设定逆生长的
目标

骨骼肌肉的年轻

　　年轻的表现之一是有力气，表现在爆发力和耐力等方面。年轻的时候从事体力劳动比较多，从而收入也高。有足够的精力圆满完成工作且不觉过于劳累才是身强力壮的表现。强健的骨骼和肌肉是年轻的必要条件。当然，要练就一身好的骨骼和肌肉可不是一日之功。

　　我家大儿子大卫对锻炼骨骼和肌肉有一套理论。他不但读了不少健身的书，还把自己练得浑身都是疙瘩肉。他学到的知识和健身方法我将在本书第9章里重点介绍。

　　跑步是一种最常用的锻炼方法，好处不言而喻，作为一项全身性运动，跑步对强度、力量、协调性和心血管功能都有一定的要求。大众普遍认为，跑步时常用的肌群主要是五个：股四头肌、腘绳肌、臀肌、髋屈肌和小腿后侧肌群。

　　大多数跑步者觉得只要单纯强化这些肌群的训练，就能提高跑步的效果，然而事实并非如此。我们的身体拥有640多块骨骼肌，它们中的大多数，尤其是核心肌群，都在负责着身体的运作。强壮的身体、良好的协调性对于完善你的技能有着至关重要的作用。跑步时每块肌肉应该怎么做，才能提高你的跑步效果呢？

　　要跑步，首先要保证肺部有足够的氧气供给，也就是血液中有足够的氧气。这并不完全取决于我们的肺活量，也就是肺部能够摄取的空气量。有些优秀的长跑运动员，肺活量相对并不大。

要使肌肉获得尽可能多的氧气，真正的诀窍在于通过训练提升我们的心肺功能。呼吸过程是膈肌和肋间肌舒缩，带动胸壁运动，使空气进出肺部，一旦空气进入肺部，通过气体交换的过程，氧气通过肺泡的薄壁进入之前氧气不足的血液中，而交换出来的是我们呼出的二氧化碳。

核心肌群的肌肉共同协作，有效地控制和稳定骨盆和脊柱。跑步中，动作有效的关键就是保证骨盆的稳定和脊柱的端正。当手脚交替循环运动时，人体的核心区域就应该像船只的锚，稳固不动摇。骨盆和脊柱，我们称之为核心区域，在我们的身体结构里就好像一个十字路口，当你奔跑前行时，上下半身的力量会在此汇聚。

腹肌对脊柱保护也很重要。腹肌从三个水平的方向控制骨盆和脊柱的动作。在跑步时腹肌的主要功能是避免躯干在手脚摆动时做出多余的动作，从而保持核心区域的稳定。身体前部核心区域这一块的肌群功能有很多，腹肌主要是稳定人体核心区域，胸肌进行辅助。肩部及手臂虽不属核心，但需要一个稳定的平台才能循环运动，从而为腿部运动提供平衡，在跑步时控制步速。

腰背部肌肉也重要，但大部分人对腰背通常缺乏锻炼。它们主要是帮助人体在跑步时保持良好的身体姿势，同时保护脊柱。竖脊肌是深层的肌肉，控制脊柱，保护其稳定。而大块的背部肌肉，即背阔肌，则是浅层的肌肉，保证从肩膀至核心区域的全面稳定。所以强壮的背部是保持身体稳定的关键因素。

臀部作为重要的身体连接处，必须兼顾稳定性和灵活性。髋关节的活动幅度相较其他关节更大，跑步时，我们还需要注意控制它的运动范围，特别是当我们的体重都集中在一条腿上的时候。臀部的稳定性来自

膝关节和脊柱、骨盆的协作配合，如果不能很好地控制臀部的运动，那
么常常会给膝关节和背部带来伤痛。打造结实的臀部是使跑步变得高效
并充满力量的基础。

　　单腿臀桥训练可以用来加强髋关节伸肌，包括臀肌群和腘绳肌群。
除了能激活髋关节的后侧肌肉组织，单腿臀桥训练通过等速收缩对髋关
节外展肌和核心肌肉的稳定起作用。由于臀肌群和腘绳肌群在侧向稳定
和爆发性线性动作中必不可少，许多运动员都通过单腿臀桥锻炼来达到
更好的效果。髋关节的核心肌肉组织和后侧肌肉组织对提升运动员的爆
发力都很重要。

　　虽然提升臀肌爆发力的训练有很多，但单侧训练通常被忽略。单腿
臀桥训练的动作有助于锻炼臀部，提高核心控制能力。正如大多数的骨
关节一样，臀部的运动是建立在众多拮抗肌的成对协作上。它们可以带
动和控制反向的动作。当这些配对的肌肉互相取得平衡时，臀部自然能
很好地实现自己的功能。

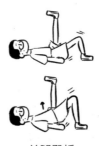

单腿臀桥

　　膝关节是跑步时最容易受伤的关节之一。髌骨关节处在膝关节前方，
由髌骨和股骨组成，主要在屈曲和伸展时进行活动。我们每向前迈出一
步，膝关节都必须承受高达体重 2 倍~8 倍的重量。

　　髂胫束不像肌肉是可以收缩的组织，它是位于大腿外侧筋膜系统中

增厚的结缔组织。髂胫束没有肌肉的收缩功能，它的紧张容易导致膝关节外侧的疼痛。而这常常是由臀部或脚部的错误动作及肌肉力量不足导致的，致使这种被动组织承受过大的压力。

脚踝和足部附近的肌群也很重要。脚踝和足部既为身体提供了稳定的基础，又保证了运动时的灵活性。脚踝和足部是由 26 块骨头、57 个关节组成的复杂结构，能够承重，也能施力，还能在不同的地形进行奔跑。脚踝和足部这种错综复杂的关节运动主要是依靠足部和小腿的肌肉得以实现的。我们可以把足部比作一台复杂的仪器，由骨头、肌肉和韧带构成。这台仪器具有稳定性，在跑步过程中，当足部着地或者身体负重时，它能够将重量分散开。所以你的足型会影响你跑步的姿势，也会影响你的触地类型和跑步技巧。这点在足弓上体现得最为明显。足弓，即足底部曲线，可维持足部的稳定，并帮助其吸收冲击。

小腿的肌腱和韧带对于跑步者有着举足轻重的作用，也很容易受到损伤。这块区域包括了跟腱，即脚踝的后方，跟骨同腓肠肌和比目鱼肌相连。跟腱在跑步时能帮忙转移负重。反向抬高小腿肌群动作有助于锻炼小腿三头肌，使之可以承受更高强度的跑步运动，预防损伤。足部和脚踝的大部分动作都是靠小腿的肌肉完成的，比如小腿三头肌，负责屈曲足踝和提踵；胫骨前肌负责内翻足部及使足背屈等。足部肌肉则控制脚趾和支撑足弓，形成足部的动态结构。

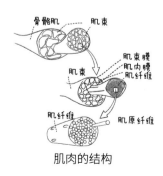

肌肉的结构

循环系统的年轻

　　除了骨骼和肌肉的强壮，我们的循环系统保证了养分的输送、废物的回收，还有抵抗病原体入侵的免疫系统的正常运行。它是分布于全身各部的连续封闭管道系统，它包括心血管系统和淋巴系统。心血管系统内循环流动的是血液，淋巴系统内流动的是淋巴液。淋巴液沿着一系列的淋巴管道向心流动，最终汇入静脉，因此淋巴系统也可认为是静脉系统的辅助部分。

　　心脏的内部有四个腔，分别是左心室、左心房、右心室、右心房。同侧心房和心室相通，左心房、右心房和左心室、右心室之间是互相隔开的。

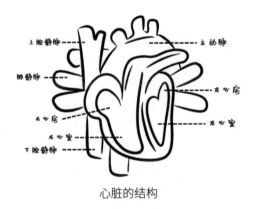

心脏的结构

左心室连主动脉，右心室连肺动脉；左心房连肺静脉，右心房连上下腔静脉。由此可见，心室与动脉相连，心房与静脉相连。在心房和心室之间有房室瓣，心室和动脉之间有动脉瓣，控制血液向一个方向流动。血管和心脏的结构与其功能是相适应的。心脏不停地跳动，促使血液在心脏和全部血管所组成的管网中循环流动，这就是血液循环。

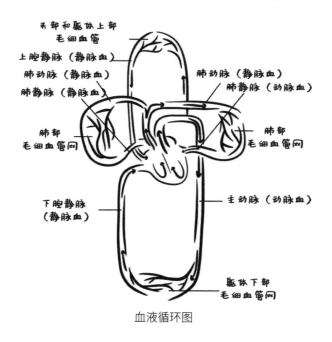

血液循环图

血液由左心室进入主动脉，再流经全身的动脉、毛细血管网、静脉，最后经上、下腔静脉流入右心房的循环称为体循环；血液由右心室进入肺动脉，再流经肺部的毛细血管网，最后由肺静脉流回左心房的循环称为肺循环。当血液中含氧较多时，血液会呈鲜红色，这种血液叫作动脉血；当血液含氧较少时，血液会呈暗红色，这种血液叫作静脉血。

血液对动脉管壁的侧压力，叫作血压。每次体检护士都会帮我们量血压。我现在每天会测量好几次血压。心室收缩时，血压上升到的最高值叫作收缩压；心室舒张时，血压下降到的最低值叫作舒张压。健康人的收缩压一般为90毫米汞柱~140毫米汞柱，舒张压一般为60毫米汞柱~90毫米汞柱。血压通常用分式表示，分子代表收缩压，分母代表舒张压。例如，120/80毫米汞柱，表示收缩压为120毫米汞柱，舒张压为80毫米汞柱。一个人的血压如果经常超过140/90毫米汞柱，就是患有高血压。

淋巴系统由淋巴组织、淋巴管道、淋巴液等组成，是人体内重要的防御功能系统。一方面引流淋巴液，清除机体内的异物、细菌等，另一方面淋巴系统是身体防御的前哨，分散于身体各部分。淋巴结似一个过滤装置，可有效地阻止经淋巴管进入的微生物。脾脏是最大的淋巴器官，可以过滤血液，除去衰老的红细胞，平时作为一个血库储备多余的血液。

血液循环的主要功能是完成体内的物质运输。血液循环一旦停止，机体各器官组织将因失去正常的物质转运而产生新陈代谢的障碍。同时体内一些重要器官的结构和功能将受到损害，尤其是对缺氧敏感的大脑皮质。

你知道吗？只要大脑中血液循环停止3分钟~4分钟，人就会丧失意识，血液循环停止4分钟~5分钟，多数人将发生永久性的脑损害，停止10分钟，会毁掉人绝大部分或者全部的智力。临床上的体外循环方法就是在进行心脏外科手术时，保持病人周身血液不停地流动。对各种原因造成的心跳骤停病人，紧急采用的心脏按压等方法也是为了代替心脏自动节律性活动以达到维持循环和促使心脏恢复节律性跳动的目的。

体内各器官与组织细胞进行活动，需不断地供给氧与营养物质。氧来自肺泡，营养物质来自小肠黏膜的吸收。

而远离肺与肠的器官又如何能得到这些物质呢？这是因为体内有完

善的血液转运系统，包括体循环与肺循环。在人的体内循环流动的血液，可以把营养物质输送到全身各处，并将人体内的废物收集起来，排出体外。当血液流出心脏时，它把养料和氧气输送到全身各处；当血液流回心脏时，它又将机体产生的二氧化碳和其他废物，输送到排泄器官，排出体外。正常成年人的血液总量大约相当于体重的8%。

免疫细胞可以分为多种，在人体中各种免疫细胞担任着重要的角色。免疫细胞（immune cell）俗称白细胞，包括先天性淋巴细胞、各种吞噬细胞等，以及能识别抗原、产生特异性免疫应答的淋巴细胞等。我们的T细胞对人体起保护作用，在身体里抵御细菌、病毒等病原体的入侵，积极清除受损、死亡的细胞。当然可以想象随着年岁增长，T细胞对病原体的抵抗力慢慢下降，这也是为什么老年人更容易受感染，对疫苗反应较差。T细胞变弱的其中一个原因是，它们和很多其他组织细胞一样，随着衰老，细胞内部的"发电站"元件——线粒体会开始出现故障。

然而最新的科学研究似乎提示我们，T细胞的变化或许不只是衰老的体现，还可能是衰老的推动者或者罪魁祸首。为了检验这一说法，研究人员对小鼠进行了基因改造，使其T细胞缺少一种在线粒体内起作用的蛋白，从而迫使T细胞以一种效率较低的代谢方式获取能量。当这些小鼠长到7个月大，正值年轻力壮的时候，它们已经老态龙钟，身体状态竟近似22个月的老年鼠！

研究人员对这些未老先衰的小鼠仔细地做了全面检查，发现它们的心、脑、肺等各个系统出现了"多病共存"的现象，就像人类的"老年病"。这些小鼠的心脏发生萎缩，心力衰竭；出现神经功能障碍，运动协调能力下降；肌肉萎缩无力，身体消瘦，脂肪也大量减少；对外界病毒的抵抗力也不如正常同龄小鼠。

此外，这些改造过的小鼠的细胞产生了大量引发炎症的细胞因子，如 IL-6、IFN-γ、TNF-α 等，水平与正常情况下 22 个月大的小鼠相当。可以说它们处于一种慢性炎症的状态。可见免疫系统对加速衰老负有重要责任。

有什么办法可以逆转这些小鼠快速衰老的现象吗？这是我们真正想知道的。这支研究团队接下来给多病缠身、未老先衰的小鼠们尝试了两种方法。首先，他们给小鼠注射了一种叫依那西普（Etanercept）的药，这种药物可以阻断 T 细胞释放细胞因子 TNF-α。几周后，研究人员观察到小鼠们的肌肉力量增强了，大脑的认知表现有所提高，心脏的功能也得到了改善，大有返老还童的趋势。

早在数年前，科学家发现 NAD+（烟酰胺腺嘌呤二核苷酸）对线粒体的功能至关重要。NAD+ 前体也是抗衰老药物开发中的热门产品。研究人员在另一组实验中使用了一种 NAD+ 前体药物烟酰胺核糖（Nicotinamide riboside）。实验同样让早衰的小鼠们的炎症减轻，运动能力得到提高，更加活跃，而且心脏功能增强了。

研究人员使用的这两种药物，一种已经获批上市，用于类风湿关节炎等自身免疫疾病，提高 NAD+ 水平的一些化合物也有不少公司在售卖。因此，这两种药物是否可以减轻衰老带来的某些影响将会是一个热议的话题。

皮肤与容颜的年轻

如果说眼睛是心灵的窗口，那皮肤就是年轻的门面，古语有云"女为悦己者容"，意思是美女打扮容颜是为了喜欢她的人，那么为什么要打扮容颜呢？打扮容颜就是把脸部和暴露在外面的皮肤处理得白净细腻，因为白净细腻的皮肤是年轻活力的象征。换句话说，要知道女人是不是年轻健康，可以从脸上和其他地方的皮肤看出来。从某种角度来说，年轻就等同于漂亮。

想要皮肤好，必须了解皮肤的生物学。皮肤覆盖全身表面，是人体最大的器官之一，约占体重的 16%。成人皮肤面积为 1.2 平方米~2.0 平方米。全身各处皮肤的厚度不同，背部、项部、手掌和足底等处最厚，腋窝和面部最薄，平均厚度为 0.5 毫米~4.0 毫米。尽管各处皮肤厚度不同，但都可分为表皮与真皮两层，并借皮下组织与深层组织连接。皮肤的颜色因人种、年龄和健康状况的不同而有差异。皮肤上有长短不等、粗细不同的毛发。皮肤可分泌汗液和皮脂，是由汗腺和皮脂腺分泌的。

皮肤分表皮和真皮两层，表皮在皮肤表面，又可分成角质层和生发层两部分。已经角质化的细胞组成角质层，脱落后就成为皮屑。生发层细胞不断分裂，能补充脱落的角质层。生发层有黑色素细胞，产生的黑色素可以防止紫外线损伤内部组织。表皮属复层扁平上皮，真皮则是致密结缔组织，有许多弹力纤维和胶原纤维，故有弹性和韧性。真皮比表皮厚，有丰富的血管和神经。皮肤下面有皮下组织，属疏松结缔组织，有大量脂肪细胞。皮肤还有毛发、汗腺、皮脂腺、指（趾）甲等许多附属物。

皮肤健康与否可以从皮肤的光泽、细腻程度、有没有痘痘、有没有色素沉淀、有没有皱纹等肉眼看得见的特征判断。皮肤的健康是整个身体健康的直接体现。

大部分的女人都选择通过护肤品、化妆品来提高自己的容颜形象。早在古代，埃及人利用蜂蜜、牛奶和植物粉末制成浆，用动物、植物油脂和蜂蜡做成护肤霜。古罗马中，希波克拉底和他的弟子们研究皮肤学，提出正确饮食、运动、阳光，特别是沐浴和按摩有助于健康和美貌。这个理念放在今天依然适用。中国秦汉时期，药物学专著《神农本草经》记载了抗衰老药100多种，其中记载了20余种具有令面色红润悦泽等作用的中药，当时中医的美容理念既重视美容化妆，又注重内服调治，重在药物美容，辅以食疗。

护肤保健品的功能包括清洁人体皮肤、调节皮肤水分和油分、保养和滋润肌肤，它是保持皮肤健康的基础化妆品。无论你用什么方法保持皮肤的平整、光泽、鲜艳，都是对皮肤细胞健康的维护。虽然每个人的皮肤有不同的性质，无论是油脂型还是干燥型，都需要保持湿润，需要有健康的新陈代谢。

25周岁以后，除了要一如既往地做好保湿工作外，为了延缓皮肤尤其是暴露部位皮肤的老化，我们还要做好防晒，减少紫外线对皮肤的伤害。当我们保持身体整体的细胞都健康的时候，我们的皮肤细胞自然也好，人就会变得好看。

大脑的年轻

知道自己的大脑是不是在以最佳方式运转是一个重要的年轻指标。

我们有时觉得自己脑子不够灵活，有时候想不起一个人的名字，有时候听不懂别人的描述。这些烦恼让我们感到自己开始变老了。不是所有的人对事物的理解和分析能力都是一样的，即便是同一个人，在不同年龄，这些能力也是在变化的。记忆和逻辑思维又是两种不同的大脑功能。

大脑为神经系统最高级的部分，由左、右两个大脑半球组成，两半球间有横行的神经纤维相联系。每个半球有大脑皮质，是表面的一层灰质，那里是神经细胞最集中的地方。人的大脑表面有很多往下凹的沟（裂），沟（裂）之间有隆起的回，因而大大增加了大脑皮质的面积。人的大脑皮质最为发达，是思维的器官，主导机体内一切活动过程，并调节机体与周围环境的平衡，所以大脑皮质是高级神经活动的物质基础。

我们谈论自己是不是还年轻，经常用记忆力是不是强，脑子是不是灵光或转动得快，是否有观察能力、分析能力、预见性来衡量。

可是我们能不能把大脑的健康进一步定量呢？如果发现我们的大脑已经衰退，我们有办法逆转吗？我们又是怎样知道我们大脑的健康有所改进的呢？

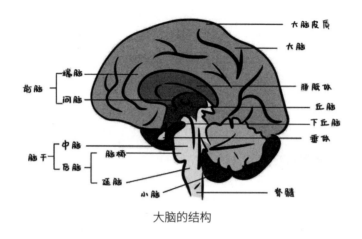

大脑的结构

　　大脑主要包括左、右两个大脑半球，是中枢神经中最大和最复杂的结构，是调节机体功能的器官，也是意识、精神、语言、学习、记忆和智能等高级神经活动的物质基础。大脑半球表面呈现不同的沟或裂。沟、裂之间隆起的部分叫脑回。大脑半球借沟和裂分为5叶：额叶、颞叶、顶叶、枕叶和岛叶。

　　人体功能在大脑皮质上有定位关系，如感觉区、运动区等在大脑皮质上都有对应位置，实现大脑皮质的感觉功能和调节躯体运动等功能。

　　人类有语言和思维，中枢偏于皮质左侧，称为优势半球。如果这些中枢受损将产生与语言有关的病症，如运动性语言中枢受损，患运动性失语症，虽然与发音有关的肌肉未瘫痪，患者却不能说话；若视运动性语言中枢受损，患失写症，虽然手部及其他运动功能仍然正常，但不能做书写、绘画等精细运动；若听觉性语言中枢受损，可患感觉性失语症，病人能听到别人讲话，但不理解对方所讲的内容。左侧半球在语词活动功能上占优势，右侧半球在非语词认识功能上占优势，但也并非绝对。

　　近年来的研究发现大脑两半球具有机能不对称性。

　　随着年龄增加，我们的大脑细胞开始疲劳，有的开始走向衰老，甚至死亡。阿尔茨海默病的发病原因还在探索中。有许多研究表明有基因的原因，也有后天的原因。我虽然有容易患阿尔茨海默病的基因，但还是希望找到延迟这种退行性神经系统疾病在我身上发生的方法。像糖尿病一样，如果我们能够把这种疾病开始的时间推后 20 年，我们就赢得了更佳的人生。

我母亲和岳母晚年（85 岁以后）都患有阿尔茨海默病。但是她们两个人的症状完全不同。我母亲失去了短期记忆力，但是逻辑思维仍然清晰，可以交流，而我岳母则失去了交流能力。我们不知道，这是她的理解能力丧失了，还是语言能力丧失了。

随着对阿尔茨海默病的原理了解得越来越多，我们会发现患病的原因是多种多样的。和癌症的发病机理的多样性一样，阿尔茨海默病的患病原因除了某些基因的调控出了问题，还有炎症反应和微生物感染的因素。基于每个人不同的基因背景，阿尔茨海默病的症状也有所不同。

除了保护好头部不受创伤，减少酒精摄入，保持活力，增强免疫力，保持良好的睡眠质量等健康生活习惯，我认为加强大脑的锻炼也很重要。每个人可以根据自己的喜好设计锻炼大脑的练习。比如，学一门新的语言、艺术活动（如画画和摄影）、写诗、写科普书等。也可以参加一些读书会和智力游戏，还可以参加体育锻炼，如乒乓球等，都非常有利于大脑的锻炼。

如果能够用一些检测手段评估我们的观察能力、记忆力、逻辑思维能力及解题能力，我们就可以评估我们的大脑锻炼是不是有效果，但目前有效的检测方法并不是很多。

如何减肥才有效？

抗　衰

减肥首先需要协调嘴和肚子的关系

几乎所有试图减肥的计划和努力都被嘴和肚子搅黄了。

第一个问题是嘴馋，这种情况通常得到的同情不多。

有一次，我去深圳出差，约了阿浩夫妇喝咖啡。阿浩是深圳原住民，是个村主任，他比较好吃，生活好了就到处吃好吃的东西，吃得腰粗膀圆。阿浩的妻子媛媛是一个贴心的妻子，听说我有减肥的秘诀，特意托人约我在星巴克一见。我见到这对年轻夫妇的时候，看得出来他俩刚刚闹过不愉快。阿浩没有隐瞒，说媳妇连续三天只让他吃青瓜，他抱怨道："如果不让吃好吃的东西，人活着又有什么意思呢？"我表示认同阿浩的感受，民以食为天，追求美食是热爱生活的主要内容之一。

我告诉他们我已经找到了既可以保持适当身材又可以不放弃美食的秘诀，这就是"168"饮食法。听我解释完"168"饮食法的原理后，他们非常高兴，据说他们当晚就享受了盼望已久的牛排。

阿浩和媛媛这样的情况并不少见。"168"饮食法让许多人大胆地享受应该享受的美味佳肴，同时不会因为身体发胖而后悔或者内疚。

第二个问题是生理问题。肚子饿了，吃东西补充能量天经地义，不吃饱没有力气啥也干不了。再说了，眼睁睁看着眼前的食物而不吃大有违背天理的架势。

人和动物进化到现在，有生物学机制保障我们有足够的能源储存在身上。在吃了上顿没下顿的情况下，我们的肌体会选择摄入超出当前需要的热量，并储存起来以防下一顿没有着落。到了一定时候，通常是吃饭的时候，我们的神经系统和肠胃会提醒并引诱我们去吃更多的东西。

饥饿感是一种焦虑的不适，给你一种不吃东西就会晕倒的感觉，会让许多人以为是低血糖症状。其实这是一种错觉。如果你这时测量一下血糖，血糖一定是正常的。

而在物质极大丰富的今天，用饥饿感诱导我们吃更多东西显然对我们的身体不利，所以减肥成功与否在于能不能管住嘴和肚子。

减肥的能量守恒定律

　　我们每天通过饮食摄入的能量和消耗的能量应该是相当的。我们经常把能量和热量等同起来。如果我们摄入的能量大于我们所消耗的能量，多余的能量就会以脂肪的形式储存在身体上。反之，我们如果要减肥，就应该通过少摄入能量，用身体里储存的脂肪来补贴每天缺失的能量。但是每天饿着肚子的滋味可不是好受的。再者，看看琳琅满目的食物我们也不能光流哈喇子吧？

　　成年人一天需要多少热量？

　　成人每日需要的热量 = 人体基础代谢所需要的基本热量 + 体力活动所需要的热量 + 消化食物所需要的热量。

　　消化食物所需要的热量 =10%×（人体基础代谢所需要的最低热量 + 体力活动所需要的热量）。

　　成人每日需要的热量 =1.1×（人体基础代谢所需要的最低基本热量 + 体力活动所需要的热量）。

　　男性成人每日需要的热量在 9250 千焦~ 10090 千焦，女性成人每日需要的热量在 7900 千焦~ 8830 千焦。

　　每日由食物提供的热量应在 5000 千焦~ 7500 千焦，这是维持人体正常生命活动的最少的能量。人体基础代谢所需要的基本热量有非常简单的算法：

女子：基本热量（千卡[①]）= 体重（斤[②]）×9。

男子：基本热量（千卡）= 体重（斤）×10。

人体基础代谢所需要的基本热量也可以有更精确的算法：

女子公式：

年龄	基本热量 / 千卡
18 岁~30 岁	14.6 × 体重（公斤[③]）+450
31 岁~60 岁	8.6 × 体重（公斤）+830
60 岁以上	10.4 × 体重（公斤）+600

男子公式：

年龄	基本热量 / 千卡
18 岁~30 岁	15.2 × 体重（公斤）+680
31 岁~60 岁	11.5 × 体重（公斤）+830
60 岁以上	13.4 × 体重（公斤）+490

知道了我们每天需要多少热量，我们就可以按照需要来选择热量的来源。除了获得所需要的热量，我们还会挑选更加适合我们口味的食物。热量基本来自碳水化合物、脂肪和蛋白质。食物中的其他物质基本上只能贡献很少的热量。1 克碳水化合物和蛋白质都只能产生热量 4 千卡，

---

① 1 千卡 ≈ 4.186 千焦。

② 1 斤 =0.5 千克。

③ 1 公斤 =1 千克。

而 1 克脂肪能产生热量 9 千卡。

　　大家可以记一下热量的单位：1 千卡是能使 1 毫升水上升 1 摄氏度的热量。另外一个单位是千焦。1 千卡 =4.186 千焦。

　　英国营养师海伦邦德（Helen Bond）和《每日邮报》的摄影师合作拍摄了一组 "100 千卡食物图鉴"，让原本看不见摸不着的能量单位变得一目了然。我列出一些供大家参考。

　　　　1/4 个巧克力羊角面包

　　　　3/4 听可乐

　　　　1 个苹果和 1 小串葡萄

　　　　1 勺哈根达斯冰激凌

　　　　1/3 个蓝莓麦芬蛋糕

　　　　4.5 枚巴西坚果

　　　　200 毫升的橙汁

　　　　1 根中等大小的香蕉

　　　　1 个水煮蛋和 1 小条全麦面包

　　　　80 颗桑葚

　　　　150 毫升巧克力奶昔

　　　　4 个桃子

　　　　1.5 块奶油夹心饼干

　　　　6 个棉花糖

　　　　1 小杯啤酒

　　　　20 克芝士

　　　　2 块薄脆饼干和 1 勺低脂芝士

　　　　23 克海盐风味的薯片

1 根巧克力棒

125 克脱脂酸奶和 1 个苹果

125 毫升白葡萄酒

27 颗草莓

1 条半培根

现在再让我们看看每消耗 100 千卡需要做些什么?

上楼梯 7 分钟

下楼梯 14 分钟

跑步 10 分钟

自己做饭,洗、切、煮、炒、蒸,需要 39 分钟

拖地 20 分钟

扫地 25 分钟

逛街 33 分钟

现在知道了吧,一瞬间吃下去的美食所带来的热量,需要用成倍的时间来消耗掉。

人体每减掉 1 公斤脂肪,需消耗 7 千卡~8 千卡热量,请自己算算看。如果你从今天开始每天少吃一碗米饭(200 克米饭总热量约 230 千卡),需要 35 天才能减少 7700 千卡左右的热量摄入,那么 35 天你才能减掉 1 公斤的纯脂肪。如果你每天坚持跑步 1 小时,至少需要 13 天才能消耗掉约 7800 千卡的热量摄入,那么 13 天才能减掉 1 公斤左右的纯脂肪。

再让我们来算一下锻炼身体能消耗多少千卡能量吧。

　　游泳是一项全身协调动作的运动，对增强心肺功能，锻炼灵活性和力量都很有好处。游泳每小时可以消耗热量 350 千卡。游泳有利于病人恢复健康，妇女生育后恢复体形，对老年人和身体瘦弱的人都是一项很好的运动。

　　田径锻炼每半小时可以消耗热量 450 千卡。它可使人体全身得到锻炼。

　　篮球每小时可以消耗热量 500 千卡。它可增强身体灵活性，加强心肺功能。

　　骑自行车每半小时可以消耗热量 330 千卡，对心肺、腿十分有利。

　　打 18 个洞高尔夫球需要 4 小时，每小时可以消耗热量 250 千卡，打 1 场高尔夫球有望消耗 1000 千卡。它的锻炼效果来自时时需要的步行和击球动作。如能持之以恒，对保持身体线条优美极为有利。

　　如果只是慢跑，每 30 分钟可以消耗热量 300 千卡。慢跑有益于心肺和血液循环。跑的路程越长，消耗的热量越大。哪怕是散步，每小时消耗的热量也有 150 千卡，对心肺功能的增强有益。它能改善血液循环，活动关节，有助于减肥。

　　跳绳半小时可以消耗热量 400 千卡。这是一项健美运动，可改善人的姿态。

　　打半小时网球可以消耗热量 220 千卡。这是一项激烈运动，能够锻炼心肺功能，锻炼灵活性。

　　打半小时乒乓球可以消耗热量 180 千卡。这属于全身运动，有益于心肺，可锻炼重心的移动和协调性。

　　打半小时排球可以消耗热量 175 千卡。这项运动主要可以增强灵活性、弹跳力和体力，有益于心肺。

　　热量的消耗和体重相关。体重越重，锻炼所需的能量消耗就越多。

比如，一个 68 公斤重的人爬楼梯 1500 级可以消耗热量 250 千卡，快走（按 1 小时 8 公里的速度）1 小时可以消耗热量 500 千卡~600 千卡，快跑（按 1 小时 12 公里的速度）1 小时则可以消耗热量 700 千卡。慢速骑单车（按 1 小时 9 公里的速度）1 小时可以消耗热量 245 千卡。快速骑单车（按 1 小时 16 公里的速度）1 小时则可以消耗热量 415 千卡。

为什么拼命锻炼也不能减肥？

有人说，我拼命锻炼，为什么减肥效果不佳呢？

原因可能是多方面的。有的人天生就容易胖，有很大的可能是基因决定的。有的家族之中，各成员的身材非常相似，遗传因素占了一大半。

其实锻炼消耗的能量是有限的。前面讲过，你如果每天坚持跑步 1 小时，至少需要跑 13 天才能消耗掉约 7800 千卡的热量，也就是 13 天才能减掉 1 公斤左右的纯脂肪。虽然，高强度锻炼有一定用处，但完全依赖锻炼明显是不够的。

在我四年的逆生长实验中，我曾经每过一个月就增加锻炼强度。我从每天爬山走路 8000 步，坚持几个月，增加到 10 000 步，再坚持几个月，逐渐增加到 15 000 步，最后到每天 20 000 步。每个阶段，我并没有因为锻炼强度的增加而观察到体重的明显变化。由于锻炼消耗能量的效率不如减少能量摄入，减少饮食仍然是比较有效的减肥方法。当然，这不是说锻炼不重要。锻炼的重要性在于增强我们的肌肉、骨骼、心肺功能。

锻炼不能够解决减肥的问题。但是锻炼可以让我们身体强壮，让体形更加健美，也让我们精神焕发。最关键的是，锻炼让我们有更多的肌肉和更强健的骨骼，这是支撑我们身体的主要途径。

"168" 饮食法

"168" 饮食法属于间歇性断食的限时进食法，顾名思义就是把一天分成 8 小时和 16 小时，其中 8 小时可以吃各种食物，其余 16 小时只喝水、茶和咖啡一类没有热量的东西，主要用来控制热量的摄入，不仅能帮助控制体重，也对健康有益。当然，除了 "168" 饮食法，也有 "186" 饮食法、"1212" 饮食法和 "1410" 饮食法等等，都是 "168" 饮食法的变化版本，规则也大同小异。

间歇性断食并没有硬性规则，只是一种饮食的模式。这样的饮食模式不会改变进食的成分，而是调整进食的时间，通过计划性地安排每一餐，使你从摄取的食物中取得足够的营养但又不过剩。

目前最热门的断食减肥法有两种：轻断食，也就是 5∶2 饮食法，以及间歇性断食或者 "168" 饮食法。轻断食和间歇性断食是减少热量摄入的有效手段。5∶2 轻断食是一周内 5 天正常吃，任选 2 天只吃 500 千卡。而 "168" 饮食法间歇性断食是一日 6 小时~8 小时正常吃，剩余 18 小时或 16 小时禁食。

近年来，断食减肥法是非常热门的减肥方式。通过这样的饮食模式，可以达到显著的减肥效果，同时并不会造成肌肉的损失，也可以降低胰岛素分泌及降血脂。而由于 5:2 轻断食有两天都只能摄取 500 千卡（相当于一天正常热量摄入的四分之一），较为辛苦，这样的断食方式虽然有效但实际实行的人并不多。我选择并向大家推荐"168"饮食法，原因就是其简单可行。

1. 断食减肥的原理

当我们吃东西时，从食物中摄入的能量比实际需要的能量多，这些多余的能量就会被储存起来以备后用。胰岛素是储存食物能量的关键激素。当我们进食时，胰岛素会升高，有助于以两种不同的方式储存多余的能量，第一种是肝糖，肝糖储存在肝脏中，但因为肝脏存储空间有限，一旦储满之后，肝脏便开始将多余的肝糖转化为另一种能量——脂肪。脂肪被输出到体内其他各个地方。

这一种能量的制造方式是没有上限的，换句话说，如果没有控制，人可以一直胖起来。这是不是好可怕？因此，我们的身体中存在两种互补的食物储存系统。一种是能量容易取得但储存空间有限的肝糖，另一种是具有无限储存空间的脂肪。我们也可以将二者理解为人体的暂时能源储存体系和长期能源储存体系。

当我们禁食时，这个过程反过来了。胰岛素水平下降，提醒身体开始燃烧储存的能量；血糖下降，所以身体必须将肝糖从库存中取出来提供能量。因为肝糖是最容易获取的能源，它会被分解成葡萄糖分子，为其他细胞提供能量。这些能量可以为身体供电 24 小时~36 小时。接下来，身体就要开始分解脂肪来获取能量了。

身体有两种状态——进食（胰岛素高）状态和禁食（胰岛素低）状

态，也就是储存食物能量或者燃烧它。

因此，若进食与禁食达到平衡，那么体内的脂肪就不会增加。

2. "168" 间歇性断食的方法

"168" 间歇性断食的方法即一天在 8 小时之内摄取足够的营养，剩下的 16 小时则禁止饮食。

我们可以依据自己的习惯来自由分配要进食的时间，像是早上 10 点到傍晚 6 点间进食或是上午 11 点到晚上 7 点间进食的 8 小时进食策略。我自己选择中午到晚上 8 点进食，原因是我的工作需要经常出席晚宴。面对一桌美食，我一定要节制，吃到 8 点一定停下来不吃了。较长的禁食时间可以提供给身体足够的时间消化食物并消耗身体储存的多余脂肪。

与 5 : 2 轻断食的减肥手段相较之下，"168" 间歇性断食法为较温和的方式，至少你不用让自己的胃饿两天。更重要的一点是在禁食的 16 小时之中，有近一半的时间是你的睡眠时间。

但是有一点要注意，这种饮食方式并不代表你在这 8 小时中可以肆无忌惮地吃下任何想吃的大餐，而是要继续落实健康且均衡的食物摄取，确保每天都有瘦肉、鸡蛋、乳制品、蔬菜、坚果和豆类。

而一开始的前两周，你可能会经历肚子饿的不适，这是断食减肥的正常现象，因为你的身体还在适应当中，或许一周或两周之后你就能驾轻就熟。在这期间，你可以适度地补充零卡的饮品或者黑咖啡来帮助你度过这样的煎熬。

因此，比起一般控制热量、节食、挨饿的方式，间歇性断食减肥法更强调的是自我的控制，也就是自律。

3."防弹"咖啡

16 小时禁食阶段，你仍然可以喝水，茶与咖啡也是不错的选择。一般建议喝零卡的饮品，但如果你想作弊，偶尔在你的茶或咖啡之中加入少许的牛奶也是可以接受的。

"防弹"咖啡的配方是清咖啡加无盐草饲黄油（Ghee butter）及包含中链甘油三酸酯油的 MCT 油或有机椰子油，经快速匀浆器打成匀浆即可。"防弹"咖啡的本质是生酮饮食疗法，减脂原理是进入促进人体以消耗脂肪作为能量供应的短暂生酮状态。

虽然大多数的资料中，并没有提及间歇性断食减肥法与运动的相关性实验，但仍有许多人亲身实验过。美国一位健身与营养中心研发人员提出，在间歇性断食减肥期间锻炼肌肉可能不是一个理想的行为。想要练出壮硕的肌肉，需要摄取更多的热量，每 3 小时~5 小时补充蛋白质。而在肝糖及血糖较低的情况下，肌肉力量相对较弱，此时做重量训练只会为肌肉带来苦难折磨。

但并不代表此时你必须放弃运动，维持规律运动对你的健康是很重要的——不论是生理上还是心理上！你可以选择合适的运动方式，为自己安排适合的计划。我自己的体会是运动可以降低饥饿的感觉，使得我可以比较轻松地度过 16 小时中的最后一段时间。

禁食期间应该保持低强度的有氧运动。这也有助于抵御初期难熬的饥饿感。低强度锻炼时，呼吸是一个衡量运动强度的良好的标准，能保持对话的中等速度的运动最理想，比如徒步。

但是如果你感到头晕，请观察你的身体反应并停止锻炼。如果你的运动强度太大或持续时间太长，你的锻炼反而对你的身体是个折磨。运动期间，饮食的安排有严谨的规则，以尽可能地燃烧脂肪，同时仍然保持身体有足够的能量。

一般来说，在越靠近你的最后一餐的时间安排中度至高强度的运动，效果越佳。这样，你仍有足够的肝糖来为你的运动提供燃料，并且你会降低低血糖的风险。此时可以摄取富含碳水化合物的小点心搭配高强度运动。

间歇性断食减肥法并不适用于所有人。如果你是孕妇，你有饮食失调的历史，你长期处在压力之下，你的睡眠质量不好，在你刚开始接触饮食调整和运动时，建议你先从制订一个均衡饮食计划及规律运动开始做起。

在采用间歇性断食法的时候，多观察自己的身体状况，若感到不适，则应该考虑停止。如果你出现明显的落发，皮肤干燥或长痤疮，训练之后不容易恢复体力，伤口愈合缓慢，你对压力容忍度下降，你的心情开始阴晴不定，你应该停止"168"饮食法。

饥饿会增加你的压力激素皮质醇，让你"Hangry"，也就是饥饿＋生气（Hungry+Angry），又饿又气导致焦躁不安。在禁食时，如果过度摄取咖啡因也会引起焦虑和压力。饥饿、压力最后可能导致睡眠品质不佳及头痛。

间歇性断食法的目的不在于追求剧烈和戏剧性的体重减轻，即使它只是间歇性，仍需采取长期的观察，而不是1周或1个月后就可以马上下定论。若一开始没有把握，也可以从"1410"饮食法慢慢调整至"168"饮食法等，最重要的还是要保持身心平衡、健康快乐！

为什么我们要避免过度食用高血糖负荷的食物，比如加工过的、可快速消化的碳水化合物？因为这会引起激素反应，从根本上影响我们的新陈代谢，从而推动脂肪储存、肥胖和体重增加。

当我们摄入容易消化的碳水化合物时，身体会增加胰岛素分泌并抑制胰高血糖素分泌。这会进一步向脂肪细胞发出信号以储存更多能量，从而减少可用于肌肉和其他组织代谢的能量。这又让大脑认为身体还没有获得足够的能量，反过来又会导致饥饿感。而身体由于"饥饿"试图节约能量消耗时，又可能会减缓新陈代谢。这样环环相扣的生理反应，让我们的身体明明储存了多余的脂肪，却总是陷入"饥饿"和低消耗的情况。

"管住嘴、迈开腿"的道理貌似简单，对不少人来说都难以长期坚持，而且持续减轻体重还意味着要持续、逐步更严格地限制热量摄入。

"168"饮食法其实结合了轻断食的概念和优化饮食结构的习惯。我们不只是简单敦促人们少吃，而是让人们更科学地关注食物选择。用高脂肪食物（如坚果、橄榄油等）代替高血糖负荷食物（如精制粮食制品、马铃薯制品、含高糖分食物等）吧，适度摄入碳水化合物，并且，要多吃全谷物、完整水果、豆类和非淀粉类蔬菜。

打造简易可行的作息生活

复杂的生活程序往往不容易一直坚持下去。前面谈到我自己已经习以为常的作息安排，生活有规律是保持心身愉悦平衡、舒适满足的状态的关键。

如果在家或者去公司上班，我会按时起床，做咖啡，安排一天的活动。有时候也会临时约一些人。我试图对一天有可能发生的事情都做好心理准备。突发事件会增加焦虑和压力。如果真的有新的情况出现，特别是出现突发事件和不妙的情况，我也会提醒自己冷静下来，让子弹飞一会儿，再做决定。

尽管每天的生活繁忙，我也希望穿插一些不同的内容以增加生活的趣味性，比如评估不同的技术，参加社交活动，去发现一下以前没有发现的事件。

每天的户外活动是必不可少的。我大部分的一对一谈话是在散步中完成的。我会尽量安排每天有 2 个~3 个一对一会议，在公司周边边走边谈，这样当天 1 万步的目标就不是问题了。

由于工作需要，我曾经需要频繁出差。我同样会事先安排好每天的时间，把工作、锻炼、社交和娱乐计划得停停当当。如果有时间，我一定会去光顾一下当地的文化和历史场所，比如博物馆和文化遗址等。当然我也会事先调查一下当地的美食，可惜，大部分出差时的晚餐都被工作相关的晚宴占据了。

我希望实现随遇而安的生活方式。轻松，有效，灵活，有趣，好奇，丰富多彩，可学习，是我每天安排生活的一些参数。当然拍下一些美景、美食和趣事，分享一些好文、好诗和开心的事也是必不可少的。

如何保住瘦身成果？

许多朋友参照我的建议，成功达到瘦身和逆生长的预期效果。可是能够长期保持良好的身材和身体状况却不是一件容易的事情。2 年前，我成功减了 30 多磅，体重降到 150 磅以下，在维持体重方面，我有一些体会。

其实，长期实行"168"饮食法对身体也有负面作用。脂肪酸转化生成大量酮体，如果超过肝外组织利用的能力，会引起血中酮体升高，可致酮症酸中毒。又有文献表明，生酮反应对肾脏会造成一定压力。所以我建议在预期瘦身目标达到以后，可以暂停"168"饮食法一段时间。但是值得注意的是我们不要放任自己胡吃海喝，要保持良好的作息和健康的饮食习惯。如果体重反弹过大，需要再回到"168"饮食法。

首先，大家一定发现了，身体增重远远比减重要容易得多。稍不注意，无论是偶遇喜爱的美食还是和朋友欢聚，多吃的东西就会增加在自己身上。

其次，尤为可恶的是，增加的肉一定是在肚子上。挺着一个油腻的大肚子，不但影响美观，对身体的很多功能都不好。有时候我们希望某些部位长一些肉其实很难如愿以偿，除非我们特别注重某个部位的锻炼，否则肉不会长在我们希望长的位置上。

最后，一旦发现体重开始增加，我们需要及时纠正，回到"168"饮食习惯。这样，我们实际上可以做到收放自如，把体重控制在自己希望的值上。

代谢好，
人必然年轻

想降糖，得了解糖代谢

生活中，我们能接触到各种各样的糖，人类的进化使得我们喜欢甜的食物。

在人体内，糖的主要形式是葡萄糖和糖原。葡萄糖是糖在血液中的运输形式，在机体糖代谢中占据主要地位；糖原是葡萄糖的多聚体，包括肝糖原和肌糖原，是糖在体内的储存形式。

葡萄糖与糖原都能在体内氧化并提供能量。

食物中的糖是机体中糖的主要来源，被人体摄入经消化成单糖吸收后，经血液运输到各组织细胞进行合成代谢和分解代谢。

糖代谢可分为分解代谢和合成代谢两个方面，所有生物体内的糖代谢基本过程都类似。

糖的分解代谢是指糖类物质分解成小分子物质的过程。糖在生物体内经过一系列的分解反应后，释放出大量叫作三磷酸腺苷（ATP）的能量，供机体生命活动之用。同时在分解过程中形成的某些中间产物，又可作为合成脂类、蛋白质、核酸等生物大分子物质的原料。

糖的分解代谢可分为无氧代谢和有氧代谢。在无氧条件下，糖的分解通常不完全，此时释放的能量较少，并产生各种代谢产物；在有氧条件下，糖可以被完全氧化，最终生成二氧化碳和水，并释放出大量能量。

糖的合成代谢是指生物体将某些小分子非糖物质转化为糖或将单糖合成低聚糖及多糖的过程。这个过程需要供给能量。

糖代谢还包括生物体对糖的吸收以及代谢产物的排泄，就微生物而言，这些过程是通过细胞膜来完成的。

血液中的葡萄糖，称为血糖（blood glucose）。体内血糖浓度是反映机体内糖代谢状况的一项重要指标。正常情况下，血糖浓度是相对恒定的。正常人空腹血浆葡萄糖浓度为 3.9 毫摩 / 升~6.1 毫摩 / 升。空腹血浆葡萄糖浓度高于 7.0 毫摩 / 升称为高血糖，低于 3.9 毫摩 / 升称为低血糖。要维持血糖浓度的相对恒定，必须保持血糖的来源和去路的动态平衡。

我们来了解一下血糖的来龙去脉。血糖的来源有三种。

1. 食物中的糖是血糖的主要来源。

2. 肝糖原分解是空腹时血糖的直接来源。

3. 非糖物质如甘油、乳酸及生糖氨基酸通过糖异生作用生成葡萄糖，这些物质来自脂肪细胞，在长期饥饿时作为血糖的来源。

那血糖的去路呢？血糖有五种去路。

1. 在各组织中氧化分解提供能量，这是血糖的主要去路。

2. 在肝脏、肌肉等组织中进行糖原合成。

3. 转变为其他糖及其衍生物，如核糖、氨基糖和糖醛酸等。

4. 转变为非糖物质，如脂肪、非必需氨基酸等。

5. 血糖浓度过高时，由尿液排出。血糖浓度 8.9 毫摩 / 升~10.00 毫摩 / 升，超过肾小管重吸收能力，出现糖尿。

　　让人体血糖浓度维持在一个相对恒定的水平有多重要？这将保证人体各组织器官的"安全"，特别是脑组织，几乎完全依靠葡萄糖供能进行神经活动。血糖供应不足会使神经功能受损。让血糖浓度维持在相对稳定的正常水平是极为重要的。

　　正常人体内存在着精细的调节血糖来源和去路动态平衡的机制，保持血糖浓度的相对恒定是神经系统、激素及组织器官共同调节的结果。

　　你知道吗？肝脏其实是调节血糖浓度的最主要器官。血糖浓度和各组织细胞膜上葡萄糖转运体（glucose transporters）是器官水平调节的两个主要影响因素，此时细胞膜上葡萄糖转运体家族有 GLUT1-5，是双向转运体。在正常血糖浓度情况下，各组织细胞通过细胞膜上 GLUT1 和 GLUT3 摄取葡萄糖作为能量来源。

　　当血糖浓度过高时，肝细胞膜上的 GLUT2 起作用，快速摄取过多的葡萄糖进入肝细胞，通过肝糖原合成来降低血糖浓度。

　　那么，血糖浓度过高会发生什么事呢？会刺激胰岛素分泌，导致肝脏及肌肉和脂肪组织细胞膜上 GLUT4 的量迅速增加，加快对血液中葡萄糖的吸收，合成肌糖原也转变成脂肪储存起来。而当血糖浓度偏低时，肝脏会通过糖原分解及糖异生升高血糖浓度。

　　想了解自己的血糖浓度的调节能力到底怎么样，我们可以怎么做？我们可以到医院通过葡萄糖耐量试验（glucose tolerance test，GTT）获得糖耐量试验曲线。

　　正常人由于存在精细的调节机制，空腹时正常血糖浓度是 3.8 毫摩 / 升~6.1 毫摩 / 升，在口服或静脉注射葡萄糖 2 小时后血糖浓度提高到 7.8 毫摩 / 升。

　　而糖耐量减退的病人，口服或静脉注射葡萄糖 0.5 小时~1 小时后最高血糖浓度可达 11.1 毫摩 / 升，2 小时后血糖浓度仍然大于 7.8 毫摩 /

升并且小于 11.1 毫摩／升。这些病人被称为无症状的糖尿病患者。

糖耐量试验在这种病人的早期诊断上颇具意义。典型的糖尿病人糖耐量试验结果：空腹血糖浓度在 6.1 毫摩／升~7.0 毫摩／升，口服或静脉注射葡萄糖 2 小时后血糖浓度为 7.8 毫摩／升~11.1 毫摩／升，这些数据充分说明病人调节血糖浓度的能力已经降低了。

糖代谢，是我们每天体内生化活动最多的代谢方式。了解它的原理，有利于我们更有效地管理或者调节糖代谢。

想降脂，得了解脂肪代谢

脂肪代谢是体内重要且复杂的生化反应。在各种酶的帮助下，经过消化吸收、合成与分解的过程，将脂肪加工成机体所需要的物质，保证生理机能的正常运作。脂类既是身体储能和供能的重要物质，又是生物膜的重要结构成分。脂肪代谢异常会引发各种疾病。

脂肪的消化主要在小肠上段经各种酶及胆汁酸盐的作用，水解为甘油、脂肪酸等。脂类的吸收有两种方式：短链和中链脂肪酸构成的甘油三酯乳化后即可吸收，经由门静脉入血；长链脂肪酸构成的甘油三酯与载脂蛋白、胆固醇等结合成乳糜颗粒，最后经由淋巴入血。

脂肪吸收后在体内代谢的生化过程主要为甘油三酯、磷脂、胆固醇、血浆脂蛋白四类脂类物质的代谢，这四类脂类物质受胰岛素、胰高血糖素、饮食营养、体内生化酶活性等复杂而精密的调控，转变成身体各种精细生化反应所需要的物质成分。

肝、脂肪组织、小肠是合成脂肪的重要场所，以肝的合成能力最强。合成后要与载脂蛋白、胆固醇等结合成极低密度脂蛋白（VLDL），入血运到肝外组织储存或加以利用。

脂肪肝就是肝合成的甘油三酯不能及时转运而形成的。因为肝细胞能合成脂肪，但不能储存脂肪。长期饥饿，糖供应不足时，脂肪酸被大量动用，生成乙酰 CoA 氧化供能，并产生大量酮体。

　　肝是生成酮体的器官，但不能利用酮体。脑组织不能利用脂肪酸，而酮体溶于水，分子小，可通过血脑屏障。重症糖尿病患者，葡萄糖得不到有效利用，脂肪酸转化生成大量酮体，超过肝外组织利用的能力，引起血中酮体升高，可致酮症酸中毒。所以我们在践行间歇性断食的过程中也要注意掌握好度。在"168"饮食一段时间减肥成功后，可以停一段时间再实施。

　　我们体内的脂肪酸和胆固醇都有两种来源。一是机体自身合成，二是食物供给。机体不能合成有些特殊的不饱和脂肪酸，如亚油酸和 α - 亚麻酸。磷脂是由甘油与脂肪酸、磷酸及含氮化合物生成的。鞘脂是由鞘氨酸与脂肪酸结合的脂，含磷酸者称鞘磷脂，含糖者称鞘糖脂。胆固醇脂是由胆固醇与脂肪酸结合生成的。

　　合成甘油三酯所需的甘油及脂肪酸主要由葡萄糖代谢提供。其中甘油由糖酵解生成的磷酸二羟丙酮转化而成，脂肪酸由糖氧化分解生成的乙酰 CoA 合成。在氧供充足的条件下，脂肪酸可分解为乙酰 CoA，彻底氧化成二氧化碳和水并释放出大量能量，大多数组织均能氧化脂肪酸，但脑组织例外，因为脂肪酸不能通过血脑屏障。

　　脂肪酸与葡萄糖不同，其能量生成多少与其所含碳原子数有关，因每种脂肪酸分子大小不同，其生成 ATP 的量也不同，以软脂酸为例：1分子软脂酸含 16 个碳原子，靠 7 次 β - 氧化生成 7 分子 $NADH+H^+$，7分子 $FADH_2$，8 分子乙酰 CoA，而所有脂肪酸活化均需耗去 2 分子 ATP。故 1 分子软脂酸彻底氧化共生成：$7 \times 2.5 + 7 \times 1.5 + 8 \times 10 - 2 = 106$分子 ATP。可以看出如果以重量计，脂肪酸产生的能量比葡萄糖多。这也说明了为什么脂肪更耐饿。

酮体是脂肪酸在肝分解氧化时特有的中间代谢物，包括乙酰乙酸、β-羟丁酸、丙酮。脂肪酸在线粒体中 β-氧化生成的大量乙酰 CoA，除氧化磷酸化提供能量外，也可合成酮体。肝是生成酮体的器官，但是肝却不能利用酮体，因为其缺乏利用酮体的酶系。

在正常情况下，血中酮体含量很少。长期饥饿，糖供应不足时，脂肪酸被大量动用，生成乙酰 CoA 氧化供能。但脑组织不能利用脂肪酸，因脂肪酸不能通过血脑屏障。而酮体溶于水，分子小，可通过血脑屏障，故此时肝中合成酮体增加，转运至脑为其供能。

我们身体需要多不饱和脂肪酸的重要衍生物。前列腺素、血栓素、白三烯均由多不饱和脂肪酸衍生而来，在调节细胞代谢上具有重要作用，与炎症、免疫、过敏及心血管疾病等重要病理过程有关。

人体除大脑外，大部分组织都有合成胆固醇的能力，尤其是肝脏，占全身胆固醇合成总量的 70%～80%，其次是小肠，约占 10%。糖、脂肪和蛋白质都是合成胆固醇的原料。

人体每天可合成 1 克～2 克胆固醇，当摄入量高时，合成量就低，而摄入量低时，合成量就高。许多人误认为少吃含胆固醇的食物就可以降低血液中的胆固醇，其实恰恰相反。因为我们体内每天生成的胆固醇是吃到的胆固醇的 10 倍之多。

也就是说，一个人胆固醇高，主要是因为身体生成的胆固醇太多，而不是饮食中摄入的胆固醇太多了。我有时候会对不愿意吃脂肪和含胆固醇高的食物的人说，你损失的不仅仅是美味，而且是脑子所需的营养。

胆固醇可以转化为胆汁酸，这是胆固醇在体内代谢的主要去路。也可以转化为固醇类激素，胆固醇是肾上腺皮质、卵巢等合成类固醇激素的原料，包括糖皮质激素和性激素。在皮肤上，胆固醇被氧化为 7-脱氢胆固醇，再经紫外光照射转变为维生素 D_3。

蛋白质应该怎么补？

蛋白质是生命活动的物质基础，具有多种生理功能，蛋白质摄入对于健康非常重要。因此为了保证身体健康，应有适宜的蛋白质摄入量，以保证机体氨基酸供应充足。

蛋白质的需要量与膳食质量直接有关。世界粮农组织（FAO）和世界卫生组织（WHO）提出蛋白质需要量不分男女均为每日每公斤体重0.8 克优良蛋白质。现在的标准估计已经有所提高。也就是说，按照我的体重，我每天应该摄入 60 克左右的优良蛋白质。

中国人膳食构成以植物性食物为主，蛋白质的质量及消化率较差，所以，成年人蛋白质推荐摄入量为 1.16 克 /（日·公斤），老年人为 1.27克 /（日·公斤）。以平均 60 公斤的体重算，也就是说人均每天应该摄入 60 克~80 克蛋白质。

如果我们希望增加肌肉，在健身房举铁以后，我们需要进补大量的蛋白质，可能需要 100 克~200 克蛋白质。

蛋白质的食物来源可以分为两类：一类是动物性蛋白质，另一类是植物性蛋白质。动物性蛋白质来自畜肉、禽肉、鱼、虾、贝类等蛋白质含量较高的食物，蛋白质含量一般为 10%~20%，而且可以认为是优质蛋白质，因为其蛋白质中氨基酸含量和比例接近人体所需的氨基酸模式。鲜乳蛋白质含量为 1.5%～3.8%，蛋类蛋白质含量为 11%～14%，乳、蛋类的必需氨基酸与人体必需氨基酸需要量模式接近，营养价值很高。

在植物性食物中蛋白质含量较高的是干豆类，其蛋白质含量为 20%～40%，谷类蛋白质含量为 7%～14%，坚果类（如花生、核桃、莲子等）蛋白质含量为 15%～30%，薯类蛋白质含量为 2%～3%。虽然谷类的蛋白质含量不高，质量也较低，但是它作为我们的主食，摄入量较大，我们每天通过谷类获得的蛋白质占人体所需蛋白质总量的一半。

为了改善膳食蛋白质的质量，膳食中应保证有一定比例的优质蛋白质。根据我们的实际情况，可选择较经济的植物性蛋白质食品和动物性蛋白质食品混合食用，以满足机体的需要。一般要求动物性蛋白质和大豆蛋白质占膳食总蛋白质的 30%～50%。其中，动物性蛋白质占总蛋白质含量的 20%～30% 为好。

蛋白质摄入不足对健康有不良的影响。蛋白质长期摄入不足，首先会出现负氮平衡，组织蛋白损伤、破坏。常见的临床表现为疲倦，体重减轻、贫血、免疫力和应激能力下降，血浆蛋白质含量下降，尤其是白蛋白降低，并出现营养性水肿；也表现为酶活性下降，伤口愈合不良，生殖功能障碍等。婴幼儿、青少年蛋白质不足的表现为生长发育迟缓、消瘦、体重不足，甚至智力发育障碍。

人到了老年更要注重蛋白质的摄入，特别是 80 岁以上的老人，体内的蛋白质容易不足。一方面是因为饮食当中的高质量蛋白质摄入量减少，另一方面是因为代谢能力降低容易导致分解蛋白质和合成蛋白质的能力下降。在这个时候最好定期做血液蛋白质的检测，防止蛋白含量低。我提倡老人多吃蛋白质丰富的新鲜食物，比如五花猪肉就是一种又美味又营养的选择。

　　为什么锻炼以后，特别是高强度增肌运动、拉伸运动、举重等之后，要马上增补大量的蛋白质？因为这是我们机体开始大量生成肌肉细胞的时候，而大量的氨基酸来自刚刚水解的蛋白质，被用于肌肉的生成。

维生素有多重要？

　　爱户外活动、经常晒太阳的人也会缺维生素 D 吗？我的夫人颖飞是一个爱户外活动的人。她航过海，驾驭小帆船跨越太平洋，走过 500 公里的西班牙朝圣之路。每天她都会在明媚的阳光下爬山走路。而最近，她的体检报告指出她的维生素 D 水平太低，需要补充。

　　这应了我经常讲的话：要知道缺什么，测一测就知道了。缺什么就要补什么。最近我自己的一个体检报告显示我缺乏维生素 A 和微量元素锌。这些都是很容易弥补的。

　　维生素又叫维他命，是维持人机体健康所必需的一类营养素，大部分是低分子有机化合物。它们绝大多数不能在体内合成，或者所合成的量难以满足机体的需要，必须从食物里摄取。

　　维生素存在于天然食物中，不提供能量，但在调节物质代谢过程中起重要作用。

　　人体每日只需少量维生素即可满足代谢需要，但是绝不能缺少，否则，缺乏到一定程度，就会引起维生素缺乏症。

　　维生素按溶解性可分为脂溶性维生素和水溶性维生素。脂溶性维生素包括维生素 A、维生素 D、维生素 E 和维生素 K，它们能溶解在脂肪中，伴随脂肪进入人体。水溶性维生素包括维生素 C 和维生素 B 族（维

生素 B_1、维生素 B_2、维生素 B_6、维生素 B_{12}、烟酸、泛酸、叶酸、生物素等），它们能溶解在水里，伴随水分进入人体。

人体必需的维生素有十几种。维生素缺乏在体内往往是一个渐进过程，起初是机体内维生素储备量下降，继而可能出现与其代谢相关的生化异常、生理功能的改变，然后才是组织病理变化，出现相应的临床症状。

因此，维生素缺乏症较轻时常无明显的临床症状，严重缺乏时才会出现所缺乏的维生素的特殊症状。临床上更常见的可能是多种维生素混合缺乏的症状。所以我们需要通过检测了解自身是不是缺乏某一种维生素。

不同种维生素在食物中的含量不一样，每个人摄入的食物量不一样，对维生素的消化、吸收、排出水平也不一样。大多数的水溶性维生素可以通过尿或（和）血进行评价，而脂溶性维生素不能用尿进行分析评价。每一种维生素缺乏都可能有相对特殊的临床表现。总之，判断维生素缺乏症可以通过多种手段来综合分析。

维生素服用过量也会造成对身体的伤害。俗话说物极必反，如果服用过多的某种维生素就会产生临床上的维生素中毒反应。

维生素 A 过量，特别是婴儿，表现为食欲减退、烦躁或嗜睡、呕吐、前囟膨隆、头围增大、颅疑裂开、视盘水肿等。颅内压增高在急性型患者中常见，似由脑脊液量增多或吸收障碍所致。

维生素 D 在所有维生素中是最容易使人中毒的一种，其中毒症状和体征主要有：高钙血症、肌无力、情感淡漠、头疼、厌食、恶心、呕吐、骨痛、异位性钙化、蛋白尿、高血压和心律失常等。慢性高钙血症可导致全身血管钙化、肾脏钙质沉着和迅速出现肾功能衰退。每天服用60 000 国际单位（1.25 毫克）维生素 D 即可出现中毒症状。

长期服用较大剂量的维生素 E 也容易引起中毒，每天服用 300 毫克~800 毫克就会出现肌无力、疲倦、头痛和恶心等中毒症状的。维生素 E 过量还可能引起大出血。对服用降低血凝度药品（如阿司匹林）的人来说，过量摄入维生素 E 危险性更大。

过量服用维生素 K 会导致人体发生癌症和出现皮疹的现象。孕妇服用大剂量维生素 K 可以造成新生儿黄疸。服用含维生素 K 量高的多种维生素也影响口服抗凝剂的效果。

每天服用 25 毫克维生素 B_6 会对左旋多巴（治疗帕金森病的药物）起拮抗作用，降低左旋多巴的效果。服用小剂量维生素 B_6，还能降低巴比妥酸盐和苯妥英的抗惊厥作用。

维生素 B_3 协助扩大血管，增加血液流量，也和能量转换有关。服用过量的维生素 B_3，就会导致脸部和肩膀容易发红、头疼、瘙痒和胃病，严重过量则会出现口腔溃疡、糖尿病和肝脏受损的病症。维生素 B_5 主要参与身体的新陈代谢活动。饮食正常的人无须额外摄入维生素 B_3 和 B_5。

有人主张长期服用大剂量维生素 C 预防感冒、癌症及降血脂等，但应严防过量中毒。一次性服用 4 克以上维生素 C 可能导致尿酸尿，长期大剂量服用会使一些病人形成尿道草酸盐结石，并使 6- 磷酸葡萄糖脱氢酶（G-6-PD）缺乏症病人出现溶血。

总结一下，维生素是我们需要但又不能在身体里合成的东西。维生素缺乏会导致各种各样的疾病，有的疾病还很严重甚至危及生命。而维生素过量也对身体有害。

那么我们应该摄入多少维生素，应该补充哪一种维生素呢？我的答案特别简单："缺什么补什么，不缺就不能多吃。"怎么知道该补什么？测一下血就知道了。

如果你是城市白领，先从维生素 D_3 开始吧！你的维生素 D_3 十有八九是偏低的，因为你可能并不爱晒太阳。

我们总是在想我们应该做点什么来让我们衰老的过程慢一点。这是一个系统工程，方方面面都要考虑周全。我们应该尽量了解我们自身的情况，缺什么就补什么。同样如果什么东西多了，也是一种麻烦，要想办法把它减下去。

描绘你的健康曲线

我的第一条健康曲线

作为科学家，我经常用 x–y 曲线来表述事件的进展情况。我们做科学实验总是用时间作为横轴，用测量的指标作为纵轴。我创业时公司的业绩用这样的曲线来表示；我培养细胞，细胞的生长也用这样的曲线来表示；我们开发肿瘤药物，病人的肿瘤消缩也用这样的曲线来表示；连投资人的投资回报率都可以用这样的曲线表达。

当我们学会用 x–y 曲线来观察、跟踪、改变、干预身体的时候，我们就学会了管理自己的健康。所以每一个人都应该把自己所关心的指标，无论是血糖，还是血液的胆固醇；无论是睡眠，还是心跳；无论是记忆力，还是胳膊的力量；无论是转氨酶，还是甲状腺素。我们要尽量测量一些可以测的身体指标，用时间作为横轴，用测量的指标作为纵轴。这样，我们在这些指标上可以把现在的自己和年轻的自己做比较。这就是健康基线。

直到最近几年我才渐渐开始了解自己的身体。体检时影像检查显示我的尾骨早就断了，我全然不记得什么时候摔过一个屁墩儿，咋都没感觉呢？鼻子里有个囊泡不知在那里多久了？什么时候甲状腺上多了几个结节？这都让我了解了许多自己不知道的自己，年轻时发生的事情也留下了纪念。

我的"生命之书"（基因检测报告）里说到我得某个疾病的风险比常

人高 20 倍。是什么迹象能够告诉我这个恶魔正悄悄地向我伸手？有位同学眼睛里长了个瘤子，没感觉？什么时候长的？这下麻烦了，每过 3 个月就得去拍个片子，可不能掉以轻心。

除了书本里的，医生们、健康管理师们的建议，我是不是应该进一步探索一下自己该往哪条路走？我想最好的办法是用时间作为横轴，把想知道的指标作为纵轴。这一个一个的曲线能够清晰地指向这个指标发展的方向。如果我希望某个坏指标发展得慢一点，是不是可以做点什么？

就像上面提到的那位同学，眼睛里的瘤子的大小形状需要每 3 个月监测一次，如果断定这个瘤子是良性的，不活跃的，没有变化的，就可以放心，就没有必要经常为它忧心忡忡了。

基于我的家族史和我的基因图谱，我患糖尿病的概率非常大。因此从 2006 年，我开始每过 6 个月检测一次糖化血红蛋白（HbA1c）。从 2016 年起我开始每 3 个月检测一次。我看到，15 年来我的糖化血红蛋白控制得并不是很好。随着年龄的增长，我的血糖明显在增加。我的血糖一度到了糖尿病的区域。

第一章中我描述了我的逆生长实验，我的体重、肌肉、体脂率和生理年龄都有了很大的改进。从糖化血红蛋白的指标也可以看出这个进步。

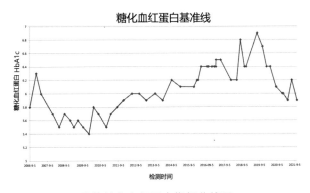

我的糖化血红蛋白指标曲线图

你是不是准备对我竖起大拇指了？我却恨不得狠狠踢自己一脚。因为，由于上面的好结果，我后来开始掉以轻心了。像好多人一样，我喜欢吃甜品，我以为我找到了控制血糖的办法，就可以多吃一些甜品。结果显示大错特错！最近的两次验血我的 HbA1c 居然回到了 6.7！当然，我决意要把它调整回 6.5 以下。

应该检测什么指标?

你可能想问,你应该检测一下什么指标呢? 除了每年体检医生开的检测项目,是不是应该再查查其他的什么?

如果你做了基因检测,检测报告预测你有患某种疾病的风险,如果你的家族有某个病史,如果你已经在某些检测指标上接近红线或者已经有一点点不舒服,那么你应该对这些疾病的检测指标和方法有所了解,并且建立一个横轴为时间,纵轴为指标的健康基准线。每次的时间间隔为 3 个月。

对于大家共同关心的一些指标,我建议我们来分析一下全球导致死亡的疾病有哪些。导致人类死亡的原因和最常见的慢性病多是我们应该关注的——癌症、心脑血管疾病、阿尔茨海默病和免疫功能低下。当然现代生活方式也导致了一些"富贵病",比如痛风和过敏。

我旗下的健康监测公司研发了一款产品叫干血四项,采一滴指尖血,滴到滤纸片上晾干,快递到公司,实验员用这个样品可检测:(1)糖化血红蛋白;(2)同型半胱氨酸(Homocysteine,HCY);(3)尿酸;(4)维生素 D_3。

这四项指标有多重要?

大家知道,血液里的尿酸过高会导致痛风。痛风是严重影响生活质量的疾病。维生素 D_3 不但对骨骼肌肉的健康起着关键作用，在免疫系统里也是必不可少的。大部分的人群都缺乏维生素 D_3。如果维生素 D_3 缺乏，我们就要用食品和维生素胶囊适当进补。

而同型半胱氨酸是一项更为重要的指标，它是一种含硫氨基酸，是蛋氨酸和半胱氨酸代谢过程中产生的重要中间产物。同型半胱氨酸可以在 $N_5-CH_3-FH_4$ 转甲基酶的作用下合成甲硫氨酸。正常情况下，同型半胱氨酸在体内能被分解代谢，维持在较低水平。但在日常生活中由于各种原因会影响血同型半胱氨酸代谢导致同型半胱氨酸浓度堆积升高，简称高血同。这会大幅增加冠心病、外周血管疾病和脑血管疾病的发病风险。因此，血同型半胱氨酸是一项重要的人体健康指标。

血液中同型半胱氨酸水平明显升高，是卒中等心脑血管病的发病因素，尤其是在有高血压病史的情况下。同时血同型半胱氨酸是动脉粥样硬化的主要危险因子，并可引发多种疾病，因为它可影响还原型谷胱甘肽的合成与功能，对正常肝脏功能产生负面作用，所以这个指标对诊断慢性肝病的特异性和敏感性较常规检测要好。

如果同型半胱氨酸指标超标，治疗方法是叶酸与维生素 B_6、B_{12} 联合应用，可降低血同型半胱氨酸水平。另外需注意将血压控制在 140/90 毫米汞柱以下，及时复查血同型半胱氨酸，同时建议查血脂、血糖。由于原发性原因和继发性原因会影响人体内血同型半胱氨酸代谢，致使血同升高，导致高血同。血同型半胱氨酸的最佳理想水平参考值应小于 6.3。当血浆 HCY 水平高于 6.3 微摩 / 升时，即已进入心脑血管事件高危区；当血浆 HCY 水平达到 10 微摩 / 升时，心脑血管事件发生率达到 2 倍。所以经常检测血液的同型半胱氨酸水平对防止心血管疾病至关重要。

以下是我 7 年来建立的健康曲线。从这些曲线可以看到我通过健康的生活方式和药物干预，有效地把自己的健康指标控制在了一定范围内。

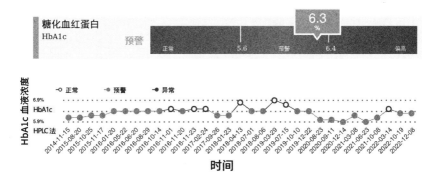

糖化血红蛋白健康基准线

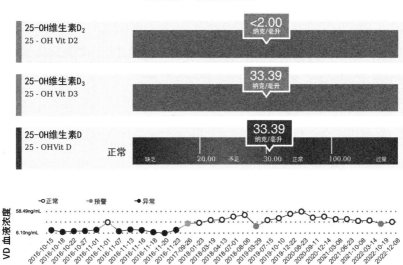

维生素 D 健康基准线

尿酸健康基准线

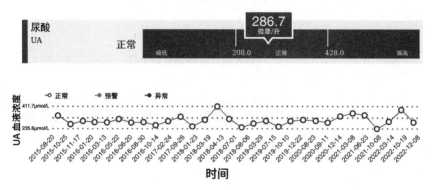

同型半胱氨酸健康基准线

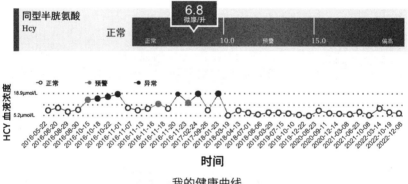

我的健康曲线

保存你的健康样品

许多家长会在门框上画一条测量尺，每过一段时间帮孩子量一量身高。同样我们成长的过程中有过许多测量，包括身高、体重、视力、听力、韧力等。我们检测各种各样的指标的目的是和我们的过去进行比较，从而可以去判断我们是不是在健康地生长。

随着我们年龄的增加，我们检测的可能是更与衰老、疾病相关的指标，比如血糖、心血管病的分子标志物，或者癌症生物标志物。我们希望这些不好的指标不要变坏。通过这些指标的基线的建立，也就是用时间作为横轴，检测指标作为纵轴，我们可以看到发展的趋势。

但是有的指标是最近才被科学发现的，有的检测技术到现在刚刚成熟。如果我们要把现在的样品和我们早些时候的样品进行比较怎么办？这就要我们有先见之明，事先留下我们更年轻时候的样品。虽然有一些机构可以储存血液样品，但这样的服务并不普遍。

在过去 10 年当中，由于一些科研上的好奇心，我一直每天给自己指尖扎一针以取得一滴血样，滴在滤纸片上，把干血保存起来以备后用。

这些样品除了用于和现在进行对比，也许有一天，我们可以用以前储存的细胞为我们治疗某一些疾病。随着细胞和基因治疗的技术不断发展和完善，可以预见我们以前储存的，并且保存完好的细胞可以让我们修复岁月对我们的损伤。我们甚至可以重新把我们年轻的细胞进行原始化（用干细胞技术），大量扩增后重新编程，为我们的机体注入新生力量。

要清楚自己的身体短板

我们总是和岁月赛跑，我们希望赶在时间的杀猪刀砍下来之前完成我们希望完成的事情。我们希望留住青春，保持健壮的身体和清晰的头脑。

如何跑赢岁月，赶在衰老到来之前把威胁健康的风险规避？是不是在一定条件下允许我们实施逆生长的尝试并且取得成功呢？关键在于我们有没有强大的心愿，把我们的健康、我们每时每刻的快乐和美好充分发挥出来。如果我们心中有阳光，没有遗憾，没有压力，凡事顺其自然，我们心智健康，身体相应地也会听从大脑的指挥，配合各个器官进行良好的运转。即使有时候我们的身体出现一些疲劳和损伤，我们的机体也有能力在很短的时间内进行修复。

所谓和岁月赛跑，我这里讲的是我们的心智有预见将要发生的状况的能力，可以规避或者可以尽快纠正。比如，我预见了自己老年会患糖尿病，我提前 20 年开始，检测、预防和干预，的确有了很满意的效果。我们应该清楚自己身体的短板，甚至预见自己老年会受什么疾病的困扰。

所以，趁我们还年轻，还有能力为我们自己做些什么，把我们可能患的疾病向后推迟 20 年。也就是说延续 20 年我们的幸福生活。

有效锻炼，
保持年轻

抗　衰

健身的强度如何把握？

　　最近波士顿大学医学院的研究人员发表论文，指出花在中等强度的体育活动上的时间越多，花在不动上的时间越少，身体越健康（Physical activity and fitness in the community: the Framingham Heart Study. European Heart Journal, 2021Moderate-vigorous physical activity is the most efficient at improving fitness）。他们研究了大约 2000 名来自以社区为基础的弗雷明翰心脏病研究的参与者，受试者接受了全面的心肺运动测试（CPET）作为衡量身体健康与否的"金标准"。他们发现适度的锻炼，也就是中等强度的活动而非剧烈运动，是改善体质最有效的方法。

　　更具体地说，体育锻炼的效率比仅仅走路的效果要高三倍之多。

　　此外，他们还发现，花更多的时间在锻炼上和每天走更多的步数，可以抵消久坐对身体健康的负面影响。

　　体质对健康有着强大的影响，好的体质可以降低心血管疾病、糖尿病、癌症和过早死亡的风险。

如何制订锻炼的计划和方案？

锻炼身体是我们保持年轻、维持健康身心必不可少的环节。但是如何做到可持续性地锻炼并达到我们预期的目标，却需要制订锻炼的计划和方案。许多健身教练会根据健身房的教学体系给客户设计一套方案。如果健身者比较听话，通常这些教练的方案是行之有效的。但是大部分时候我们都坚持不了太久，用各种各样的理由放弃。

我家大儿子大卫是家里的健身模范。他不但有一套健身的理论而且付诸实践。因为喜好美食，他曾经身上也堆积了不少赘肉。现在他是我们家的肌肉男。他有明显的六大块腹肌，胳膊和大腿上有着傲人的疙瘩肉。

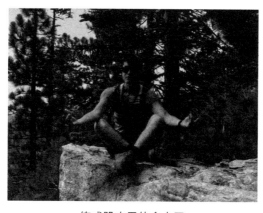

练成肌肉男的余大卫

大卫读了好多健身的书，对饮食和健身的关系非常熟悉。他对每天吃的喝的有质和量的规划。每天补充多少蛋白质，哪一种食物的蛋白质更好，甚至什么时候吃都有讲究。最有意思的是他并不因为注重营养而放弃对美食的追求。

大卫对身上每一块肌肉及如何增强这块肌肉都了如指掌。他可不像一个哈佛商学院毕业的书呆子，反而像一个军营里训练有素的大兵。我非常羡慕地请他教我几招。他教我如何循序渐进，按计划达到预期的目标。

大卫问我能做几个波比跳。我说大概5个吧。他说："那好吧，你每天做3次5个波比跳，到了下周就每天做3次6个波比跳，再过一周就每天做3次7个波比跳，然后8个、9个直到100个。如此，不到2年你就可以连续跳100个波比跳了！"

波比跳的英文是Burpee，也叫"波比运动"。这不是一个简单的动作，而是由很多基础动作组合而成的系列动作。首先，我们保持站姿，然后蹲下，为做俯卧撑做准备，做完一个标准的俯卧撑之后，我们快速起身做一个深蹲，之后跳跃起来，最后恢复到初始动作，这是一个完整的波比运动。

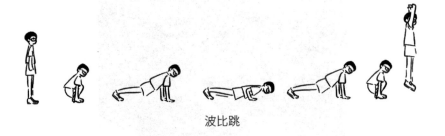

波比跳

100个波比跳的热量消耗是多少？波比运动一旦做起来，强度是非常大的，可以快速提升我们的心率。大家都知道，有氧运动和无氧运动的重要区别就是心率，掌控波比运动的节奏，可以达到有氧运动的效果，从而快速燃脂。

已经对波比运动比较熟悉的人，每天做 100 个大约需要 20 分钟，可以消耗约 400 千卡的热量。如果照这个速度做下去，半个月就能够消耗 1 公斤的脂肪。

根据我们的年龄、性别、一般的医学检查、运动试验、身体素质和体适能测试等结果，再按我们的健康状况、身体素质、心血管和运动器官的功能状况，可以制订出适合我们自己的运动内容、运动强度、运动时间及频率，以达到科学地、有计划地进行健身的目的。

通过锻炼，我们有望改进我们的力量、耐力、速度和灵敏度，恢复到年轻的状态。

运动处方

早在 1969 年世界卫生组织就开始使用"运动处方"这个说法，此说法从此开始在国际上流行。运动处方的概念是通过专业人士如康复医师或体疗师，对从事体育锻炼者或病人，根据医学检查资料包括运动试验和体力测验，按其健康、体力以及心血管功能状况，用处方的形式规定运动种类、运动强度、运动时间及运动频率，提出运动中的注意事项。运动处方是指导人们有目的、有计划、科学地锻炼的一种方法。

运动处方是指针对个人的身体状况，因人而异，对"症"下药。运动处方有明确的远期目标和近期目标，运动处方的制订和实施都是围绕运动处方的目的进行的。运动处方中运动的安排有较强的计划性，在实施运动处方的过程中容易坚持。运动处方的制订和实施过程是严格按照康复体育、临床医学、运动学等学科的要求进行的，有较强的科学性。按运动处方进行锻炼能在较短的时间内取得较明显的健身和康复效果。

运动处方是根据每一个参加锻炼者的具体情况来制订和实施的，有很强的针对性，康复效果较好。运动处方简明易懂，容易被大众所接受，收效快，是进行大众健身和康复的理想方法。

运动处方主要是采用中等强度的、以有氧代谢为主的耐力运动。有氧运动对增强心血管系统的输氧能力、代谢产物的清除，调节做功肌肉的摄氧能力、组织利用氧的能力等有明显的作用。按运动处方锻炼可使心率减慢，血压平稳，心排血量增加，心血管系统的代偿能力增强，等等。但有心脏疾病的人要慎重。

实施运动处方可以为多种身体系统带来诸多益处。

1. 改善呼吸系统的功能。

2. 增强肌肉力量，包括肌肉耐力和肌肉协调性。保持及恢复关节的活动幅度，促进骨骼的生长，促进运动系统的血液和淋巴循环。

3. 促进消化系统的机能，加强营养素的吸收和利用，促进胃肠蠕动，防治便秘。

4. 提高中枢神经系统的调控能力，无论是兴奋还是抑制。改善大脑皮质和神经的调节功能。

5. 有效地减少脂肪组织，达到预防疾病和健美的目的。

运动能有效地释放被压抑的情感，增强心理承受能力，保持心理的平衡。在疾病的治疗和康复过程中，也能增强患者治疗和康复的信心，有助于患者早日康复。

运动处方的内容应包括运动种类、运动强度、运动时间、运动频率、运动进度及注意事项等。

运动处方的运动种类可分为三类：耐力性运动、力量性运动和伸展运动。健身操把这三种运动都包括了，所以许多女性通过做健身操来健身是很好的选择。

耐力性运动的项目有步行、慢跑、走跑交替、跑楼梯、游泳、骑自行车、跳台阶、跳绳、划船、滑水、滑雪、球类运动等。治疗性运动处方和预防性运动处方主要用于心血管、呼吸、内分泌等系统的康复和预防，以改善和提高心血管、呼吸、内分泌等系统的功能。在健身、健美运动处方中，耐力性运动是保持全面身心健康、保持理想体重的有效运动方式。

力量性运动主要用于运动系统和神经系统等肌肉、神经或关节功能的改进，以加强肌肉力量和肢体活动功能为主。有选择地增强肌肉力量，可以调整肌力平衡，改善躯干和肢体的形态和功能。

伸展运动及健身操较广泛地应用在治疗、预防和健身、健美各类运动处方中，主要的作用有放松精神、消除疲劳、改善体型等。伸展运动及健身操包括瑜伽、太极拳、体操等。

运动强度的设计是运动处方中最困难的部分，需要通过适当的监测来确定运动强度是否适宜。运动强度是指单位时间内的运动量：运动强度 = 运动量 / 运动时间。而运动量是运动强度和运动时间的乘积：运动量 = 运动强度 × 运动时间。运动强度可根据最大吸氧量的百分数、代谢当量、心率、自觉疲劳程度等来确定。

在运动处方中常用最大心率的百分数来表示运动强度，通常提高有氧适能的运动强度宜采用 70% ~ 85% HR_{max}[①]，这一运动强度的范围通常是 55% ~ 70% VO_{2max}[②]。

代谢当量是指运动时代谢率对安静时代谢率的倍数。活动强度用 1MET 表示，是指 1 公斤体重，从事 1 分钟活动消耗 3.5 毫升的氧，即 1MET=3.5 毫升 / (分·公斤)。1MET 的活动强度相当于健康成人坐位安静代谢的水平。任何人从事任何强度的活动时，都可测出其吸氧量，从而计算出 MET 数，用于表示其运动强度。在制订运动处方时，如已测出某人的适宜运动强度相当于多少 MET，即可找出相同 MET 的活动

---

① HR_{max}：最大心率。

② VO_{2max}：最大摄氧量。

项目，写入运动处方。

心率除和环境、心理刺激、疾病等因素有关，还与运动强度之间存在着线性关系。在运动处方中，最大运动强度时的心率称为最大心率，最大功能的 60%～70% 时的心率称为"靶心率"或称为"运动中的适宜心率"。这是指能获得最佳效果并能确保安全的运动心率。为精准地确定个人的适宜心率，须做运动负荷试验，测定运动中可以达到的最大心率，或做症状限制性运动试验以确定最大心率。

用靶心率控制运动强度是简便易行的办法，具体推算的方法有：

（1）公式推算法：以最大心率的 65%～85% 为靶心率，即靶心率 =（220- 年龄）×65%（或 85%）。年龄较大和有慢性病史的人可用靶心率 =180- 年龄；经常参加体育锻炼的人可用靶心率 =200- 年龄。例如，年龄为 60 岁的健康人，其最大运动心率为 220-60=160（次 / 分），适宜运动心率为下限 160×65%=104（次 / 分），上限 160×85%=136（次 / 分），即锻炼时心率在 104 次 / 分～136 次 / 分，表明运动强度适宜。

（2）耗氧量推算法：人体运动时的耗氧量、运动强度及心率有着密切的关系，可用耗氧量推算靶心率，以控制运动强度。大强度运动时相当于最大吸氧量的 70%～80%（70%～80% VO_{2max}），运动时的心率为 125 次 / 分～165 次 / 分；中等强度运动相当于最大吸氧量的 50%～60%（50%～60% VO_{2max}），运动时的心率为 110 次 / 分～135 次 / 分；小强度运动相当于最大吸氧量的 40% 以下（小于 40% VO_{2max}），运动时的心率为 100 次 / 分～110 次 / 分。在实践中可采用按年龄预计的适宜心率，结合锻炼者的实践情况来规定适宜的运动强度。

自感用力度是瑞典生理学家冈奈尔·鲍格根据运动者自我感觉疲劳程度来衡量相对运动强度的指标，是持续强度运动中体力水平可靠的指标，可用来评定运动强度；在修订运动处方时，可用来调节运动强度。自感用力度分级运动反应与心肺代谢的指标密切相关，如：吸氧量、心率、通气量、血乳酸等。

根据不同的目的，增加肌肉的训练有三种：等长训练、等张训练和等动训练。

等长训练是指在肌肉两端固定的情况下进行肌肉收缩的一种训练方式。收缩时肌肉的长度不能缩短，只能产生张力。这种长度不变、张力增加的收缩又称为"等长收缩"。等长训练增强肌肉力量快，用时少。每次训练课一个部位的肌肉应反复进行等长收缩 1 次~5 次，然后休息 2 分钟~3 分钟，休息时可练其他部位的肌肉，因等长训练时间较短，消耗能量相对较少，不易发生酸疼。

等张训练是肌肉长度缩短、张力不变的收缩训练。每次训练课一个部位的肌肉应以最大重量进行 3 组~4 组的练习。负荷标准是以能重复的最多次数（RM）来表示。一个 RM 指尽全力只能举一次的重量；两个 RM 指尽全力只能举两次的重量。依此类推。显然，RM 越小，重量越大。

实践证明，用次数少、接近最大重量的练法最能增长力量，也最能长肌肉。等张训练一般比等长训练时间长，消耗的能量多，易使人疲劳，引起肌肉酸痛。因此，等张训练后需要较长的时间休息恢复。等张训练要先练大肌群。若先练小肌群，身体疲劳了，再练大肌群效果就不会好。

等动训练是动作速度不变的训练。器械的阻力与锻炼者用的力量成正比，保证动作过程中肌肉始终受到最大的负荷刺激。等动训练是通过等动练习器械进行的。等动训练具有等张训练和等长训练的优点，即能在整个动作范围内（等张训练）使用最大的力量（等长训练）。为了更快地增长力量，每周可进行 4 次~5 次等动训练，每课一个部位最大等动收缩 1 次~5 次，每次持续 1 秒~3 秒。

以上力量训练的方法各有利弊。不管用哪种训练法，只要能使肌肉进行超负荷训练，都能长力量，长肌肉块。

归纳起来，等长训练的优点是费时少，无须特殊器械和场地，练后肌肉不太酸痛，肌肉力量易保持；不足是力量的增长不如等张训练和等动训练效果明显。等张训练的优点是能在整个动作范围内发展肌肉力量，且力量随着重量的不断增加而增强，同时能使动作涉及的较弱肌群得到锻炼；不足是重量选择不当易造成肌肉酸痛或受伤。等动训练集中了等长和等张训练的优点，使肌肉在各个角度收缩都能受到最大的阻力，比等张训练花费时间少，且能以不同的速度完成动作。其最大优点是不必为变换器械重量、搬动器械而烦恼，也不会感到训练枯燥乏味。

如何设定运动处方的持续时间呢？耐力性运动、力量性运动和伸展性运动都有最佳时间。

运动处方中的运动时间是指每次持续运动的时间。耐力性运动每次的持续时间为 15 分钟~60 分钟，其中达到适宜心率的时间须在 15 分钟以上。在计算间歇性运动的持续时间时，应扣除间歇时间。间歇运动的运动密度应视体力而定，体力差者运动密度应低；体力好者运动密度可较高。运动量由运动强度和运动时间共同决定，在总运动量确定时，运动强度较大则运动时间较短，运动强度较小则运动时间较长。前者适用于年轻人及体力较好者，后者适用于老年人及体力较弱者。

年轻人及体力较好者可由较高的运动强度开始锻炼，老年人及体力较弱者由低运动强度开始锻炼。运动量由小到大，增加运动量时，先延长运动时间，再提高运动强度。

力量性运动的运动时间主要是指每个练习动作的持续时间。如在等长练习中肌肉收缩的维持时间一般认为在 6 秒以上较好。促最大练习是负重伸膝后再维持5秒~10秒。在力量性练习中，完成一次练习所用的时间实际上代表动作的速度。

成套的伸展运动和健身操的运动时间一般较固定，而不成套的伸展运动和健身操的运动时间有较大差异。比如24式太极拳的运动时间约为4分钟。伸展运动或健身操的总运动时间由一套或一段伸展运动或健身操的运动时间、伸展运动或健身操的套数或节数来决定。

那么如何决定运动处方的运动频率呢？一般每周锻炼3次~4次，即隔一天锻炼一次，效率最高。每周起码需要锻炼2次。有趣的是运动频率更高时，锻炼的效率不依锻炼频率而增加。小运动量的耐力运动可每天进行。力量练习的频率一般为每日或隔日练习1次。伸展运动和健身操的运动频率一般为每日1次或每日2次。

在实施锻炼计划之前，我们必须非常重视各种注意事项。用耐力性运动进行康复和治疗的疾病多为心血管、呼吸、代谢、内分泌等系统的慢性疾病，在按运动处方进行锻炼时，要根据各类疾病的病理生理特点、每个参加锻炼者的具体身体状况，提出有针对性的注意事项，以确保运动处方的有效原则和安全原则。

运动需要注意什么？

第一，心力衰竭和严重的心功有障碍者、严重的高血压患者、不稳定的血管栓塞性疾病患者等不宜锻炼。第二，心脏病患者在运动中出现上下身不适，运动中无力、头晕、气短，关节疼或背痛等，应该立刻停止锻炼。第三，糖尿病患者的运动疗法须与药物治疗、饮食治疗相结合，以获得最佳的治疗效果。运动的时间应避开降糖药物血浓度达到高峰的时间，在运动前、中或后可适当增加饮食，以避免出现低血糖等现象。

力量性运动的注意事项有：力量练习不应引起明显疼痛；力量练习

前、后应做充分的准备活动及放松整理活动；运动时保持正确的身体姿势，必要时给予肌肉保护和帮助；注意肌肉等长收缩引起的血压升高反应及闭气用力时心血管的负荷增加；有轻度高血压、冠心病或其他心血管疾病的患者，应慎做力量练习；有较严重的心血管系统疾病的患者忌做力量练习；注意经常检修器械、设备，确保安全。

伸展运动和健身操的注意事项有：应根据动作的难度、幅度等循序渐进、量力而行；注意某些疾病应慎采用的动作；运动中注意正确的呼吸方式和节奏。

运动处方的设计需因人而异。要根据每一个参加锻炼者的具体情况制订出符合个人身体客观条件及要求的运动处方。运动处方应遵循全面身心健康的原则，在运动处方的制订和实施中，应注意维持人体生理和心理的平衡，以达到"全面身心健康"的目的。

每天应该走多少步?

不管你是不是在刻意记录自己每天行走的步数，你的智能手表和手机都替你记录着自己走的步数。到了晚上，我们发现群里有大量的人在比当天的步数，我们望尘莫及。

每天到底走多少步好？步数和身体健康之间到底有多大关系？我自己的感觉是没有太大关系。最新《柳叶刀》子刊揭示了一个大数据后面的关于每日步数和长寿的关系[The Lancet Public Health, 2022; 7 (3): e219 DOI: 10.1016/S2468-2667(21)00302-9]。这项研究收集了来自澳大利亚、欧洲、北美和日本的 47 471 名成年人的步数信息和健康情况，并进行分析。研究人员根据每天的步数将这些人分成 4 组进行比较：3553 步组、5801 步组、7842 步组和 10 901 步组。

结果发现，每天走 1 万多步组的死亡风险比只走 3000 多步组的人降低了 40%~53%。那么是不是每天走得越多越好呢？不然，对 60 岁以上的人群来说，6000 步~ 8000 步全因性死亡率降低最多，再多的步数在死亡率上就没有显著区别啦。

而对 60 岁以下的人来说，每天 8000 步~ 10 000 步是最佳步数。所以与许多人的认知不同，每天的步数是有一个最佳量的。研究还发现，走路的速度和全因性死亡率没有显著的相关性。

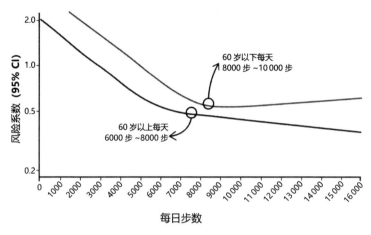

每天最佳步数

如何锻炼大脑?

　　有一次，我和妻子发生了争论，事情是这样的：我们回忆起 5 年前去乡下舅舅家吃饭，舅舅请我们吃大闸蟹，每人一公一母两只大螃蟹。大闸蟹是我们两个的最爱，每年秋天我们都盼着回国吃大闸蟹。我记得妻子大夸大闸蟹如何生猛鲜美，舅舅就把自己的那只母蟹给了旁边的我妻子。而我妻子的记忆却完全不同，她记得她看我如此喜爱这些大闸蟹，把自己的那只母蟹又给了我吃。到底谁吃了 3 只大闸蟹呢？恐怕这只能是千古之谜啦。

　　这样的故事在现实中是不是经常发生？当两个人对同一件事的记忆有了不同的描述时，到底谁对谁错？为什么会有这样的记忆偏差呢？

　　我们可以确定的是，人的大脑和人的身体一样需要经常锻炼，才可以减缓老化。经常锻炼大脑还有利于提高心智，经过后天的努力，通过锻炼提高智商也不是不可能。我们已经知道锻炼对我们的身体有好处。日常锻炼可以对抗随着年龄增长而逐渐增加的肌肉张力和柔韧性的丧失。

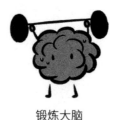

锻炼大脑

　　事实证明，锻炼对我们的大脑有着同样的效用。我们大脑里的神经元连接数量和方式，决定了大脑的反应速度和能力。我们的大脑里有大量的神经细胞（元），连接这些神经元的是突触，神经元通过突触传递信号，这些突触之间会形成神经元回路。这些神经元连接就像我们城市里的道路一样，只有道路多且通畅，我们大脑的思维能力、反应能力才能变强。

　　也就是说，想要让大脑反应敏捷，关键就在于增多、增强大脑里的神经元连接。有许多办法可以锻炼大脑和神经系统。我们锻炼脑子的目的是提高或者至少保持我们的专注力、想象力和创造力。

　　我总结了一下自己锻炼大脑的努力，有四条经验可以分享。

　　第一是需要打破自己的习惯行为，享受获取新体验的过程。换个方法进行已经形成习惯的日常活动，可以挑战我们的大脑，从而让大脑形成新的路径和连接。比如，用不同的组合炒一盘菜、换不同的路线回家、换一种语言说话、去一个陌生的地方旅行、参观博物馆、尝试新食物、换个方法做事情等。更重要的是要有一颗好奇的心，我会用各种各样的办法去了解事情的真相。

　　第二是多读书。读书可以让我们接触到更多的新知识、新事物、新思想，让大脑建立更多的连接，逐步优化我们的大脑，提高我们理解、思考、处理问题的能力，同时能提高我们的专注力、想象力和创造力。不要只挑自己喜欢的书籍，选择一些自己不熟悉的书籍来读。阅读策略是要有系统的学习，掌握特定领域的知识。如果阅读效率低下，就学一学快速阅读的技巧。我认为在短时间内了解书本的要点的能力是多读书的关键。另外，了解历史，分析历史人物为什么在当时会赢得胜利是一个非常有趣的事情。

　　第三是喜欢接触新事物，学习新技能。学习和练习一些你从未做过的事情，都可能以你意想不到的方式帮助到大脑。比如，学打高尔夫球，学打麻将，学做精美糕点。其实学习做一种佳肴和朋友们分享是一件特别有成就感的事情。前几天，和几家老同学在一起，他们非说我做的扬州狮子头特别好吃。可是我怎么也想不起扬州狮子头是怎么做的。幸亏现在网络上可以下载最正宗的菜谱，我学习做狮子头的机会就来了。

第四是学习新的语言。学习一种新语言也是帮助大脑形成新路径的好方法。学习新语言能刺激我们的大脑中枢，增强大脑的认知能力，让我们思考更快，对外来的刺激做出更好的反应。这种能力可能得力于双语者常做语言翻译。双语也会让脑灰质增加，灰质是中枢神经系统中大量神经元聚集的部位，负责处理大脑接收的信息与智力活动。当然学会一门新的语言还可以使我们有更多的机会去学习使用这个语言人群的历史文化传统。有一个 APP 叫"杜林哥"，吸引了许多人学习外语。我的同学和她老公爱旅行，他们一个学法语，一个学西班牙语，每天都要花上 1 小时。

冥想不仅能缓解压力、放松心情，还能改善大脑功能。冥想能增加流向大脑的血液量，改善耐性、专注力和记忆力，而且能让人彻底放松。我们可以在早上起床后、午休时、晚上临睡前进行几分钟的冥想。

锻炼大脑的方法很多，而且并不难。只要稍微改变一下你的生活方式，一个崭新而聪明的你就出现了。下面是 29 种有趣的方法和习惯，也许可用于日常大脑的锻炼，我可以保证这些会让你的生活更有趣。也许你有更多的办法，不妨分享出来。

1. 闭着眼睛吃饭：为了有意识地用脑，你可以阻断一些信息，比如视觉信息。闭上眼睛，靠其他感官去寻找食物，再送到嘴里，这样可以刺激触觉、味觉和嗅觉，从而增强大脑中相关区域的功能。

2. 用手指分辨硬币：随时在口袋里放几枚不同面值的硬币，没事时拿手指的指尖去尝试着分辨，这样可以刺激大脑皮质，从而挖掘

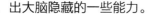

出大脑隐藏的一些能力。

3. 关掉声音看电视：同闭着眼睛吃饭是一样的道理。阻断声音，仅靠画面去分析电视里正在播放的内容。这样做能刺激大脑皮质，并训练自己集中注意力去做一件事情的能力。

4. 喝咖啡或茶辨味道：咖啡和茶的味道和香气会通过嗅觉和味觉神经传入大脑，大脑再对其进行分析。大脑能分辨出各种水果、食物和泥土的香味，新鲜或者发酵的程度。

5. 品尝红酒：你可以把葡萄酒称作感觉上的交响乐，它的气味和香气几乎无穷无尽，有丰富的酒香和葡萄果香，又像宝石一样，具有多面的特性。你可以尽自己的想象来描绘它。红酒来自世界各个产地，由于土壤、天气、日照、雨水不同，红酒的味道可以说千变万化。由于每个人的味蕾不同，品尝红酒的能力不同，体会也会不同。同一个酒庄不同年份的酒也是不同的。在第 10 章里我详细讲解了品尝葡萄酒的过程。

6. 大声朗读：朗读的过程是把视觉刺激反馈给听觉，并加以确认。它所带给大脑的刺激要比默读多得多，因此记忆也更加深刻。

7. 学习一门外语：学习外语除了有工作和生活上的好处，对大脑的锻炼效果也极高。大脑里有一块被称为前额皮质的区域，它直接影响你的决策能力，而学习外语可提高这块区域的能力。

8. 尝试没吃过的菜：做习惯的事情会让你感觉轻松，比如去常去的餐厅吃饭就会点以前常吃的菜。这是因为在你脑中已经形成了程序记忆，不会再对脑部形成刺激了。我更愿意有意识地做一些不常做的事。我会愿意尝试新的餐馆，品尝没有吃过的菜。如果喜欢某道菜，就回家学着做。新的尝试对大脑来说是一种很棒的刺激。

9. 绕路走到熟悉的目的地：时间允许的话，可以尝试一下绕路而行，即使迷路也没关系。我到一个陌生的地方多会走不同的路线到达目的地。一方面可以看到新的景色，另一方面可以积攒每天的步数。为了找到正确的路径，我会开动脑筋，而这种满负荷运转状态对锻炼我的大脑十分有益。

10. 用左手做常用右手做的事情：大多数人都习惯用右手，右手运动是靠左脑支配的，因此人们平时对左脑使用得比较多。如果有意识地让左手做一些事情，那么对大脑来说是一种新的刺激，而且利于开发你的右脑。

11. 转移注意力：站起身走走，爬爬楼梯，做做深呼吸或伸展运动。这对我这样好动的人来说没问题。或许你已经意识到在做这些放松的身体活动时你的大脑仍然会继续处理上一个任务，有时甚至能产生新的想法。

12. 去陌生的地方：我和妻子每年都会和一群驴友①到一个没有去过的地方旅游。体验未知世界，能让大脑空间更加开阔。去没去过的地方，见没见过的东西，吃没吃过的食物，可以使大脑保持新鲜的状态。

13. 强制管理时间：采用一种时间管理方式。用手机定时器给工作设定 25 分钟的时限，时间一到就休息几分钟，这会让你的头脑更为敏捷。

14. 制造快乐：你之所以能感受到喜悦和愉快，是因为脑内分泌了一种叫多巴胺的物质，这种物质还能增进神经脑细胞的发育，扩展神经网络。你可以主动去制造多巴胺。比如去踏春，改善伙食，和朋友去看电影。你一想起这些令人愉快的目标，你的

---

① 自助旅行爱好者的称呼。

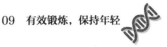

大脑就会分泌多巴胺，而你也能更高效地完成工作。

15. 多睡觉：在第 12 章里我重点讲述了睡眠的重要性和睡眠中发生的生物反应。睡觉可以让你更聪明，人在入睡后大脑依然在处理各类记忆，做梦是在发明创造。而当你醒来后，你会发现记忆力更好了。

16. 让手机歇会儿：不断查看手机短信和电子邮件会分散注意力，降低工作效率。如果可以的话，尝试在特定的时间将手机关掉，特别是临睡前的一段时间。千万不要让手机陪睡。

17. 保持好奇心：学习最新的黑科技，或者观看有关前沿科技和艺术的视频，你会发现自己变得更善于思考了。你甚至可以把兴趣扩展到其他学科。有一些人的微博会让你大开眼界。

18. 用图片帮助记忆：学习图像记忆，不但容易记住，记的内容也丰富。常言道，一张图值一千个字。一个能让你增强记忆的秘诀是把你想要记住的东西和一幅生动的画面相结合。

19. 制造不同感觉器官的混乱：嗅觉和人的记忆密切相关，一般气味的刺激是和眼前事物一致的。可是如果鼻子闻到的是咖啡的香气，但看到的却是鱼的样子，那你的大脑就开始"混乱"了，而这种混乱却可以刺激脑部的一些神经，使得神经细胞分泌更多的神经递质，从而优化大脑机能。

20. 肯定自己：不停地暗示自己、肯定自己，保持满满的自信。增强这种意识会使大脑的潜意识被慢慢激活，帮助你全力以赴地实现自己的目标。

21. 玩动作游戏：适度玩一些需要动作敏捷的游戏可以提升你的反应速度，改善你的协调能力。这可能比较适合年轻人玩。我从来就不善于玩游戏。为了锻炼脑子，是不是应该试试？

22. 把自己的想法写下来：把想法转化为语言从大脑里传递出来，之后再一次转化为文字或声音重新进入大脑进行分析。此时被大脑重新接收的信息又会被你过滤一遍，或许你可以产生更好的想法。在科学工作中这个方法尤其有用。

23. 欣赏艺术：作为一名科学家，我发现欣赏艺术作品、艺术表演不仅可以享受和减压，而且能让我更加聪明。欣赏艺术也是培养注意力的好方法。如果有条件，可以亲自参加一些艺术活动，比如摄影、舞蹈、画画等。

24. 玩猜谜游戏，打扑克牌：玩文字游戏和猜谜能降低患痴呆症的风险。喜欢玩填字游戏、打牌和数独游戏的人不用再因为浪费时间而内疚了，因为我们在锻炼大脑，提升自己。

25. 活动手指：大脑所感受到的刺激很多是通过手指来传递的，比如弹钢琴、敲键盘。当你达到盲打的水平后，手指对大脑的刺激便会逐渐减少，因此你需要主动去练习一些新动作。我办公室有一套高尔夫推杆，我工作一段时间就会去推几个球。

26. 玩乐器：抱起你的吉他，弹弹电子琴。玩得不好没关系，关键是玩乐器可以让大脑中控制记忆和协调能力的部分更为活跃。

27. 多喝咖啡：有大量科学文献显示喝咖啡有助健康和记忆。研究发现每天喝 4 杯咖啡的女性比每天喝 1 杯咖啡的女性更不容易抑郁。

28. 找个新爱好：如果你对一件感兴趣的事情特别在行，做事时你的大脑也会变得更有效率。国际象棋高手就比业余爱好者辨识能力更强。

29. 发表作品：你可以像我一样写东西，拍照片，讲故事，然后在社交平台上发表。在互联网上任何人都可以成为评论家。不管是对一本书、一部电影，还是某种美食，你都可以在社交平台上言简意赅地写下你的感受，这可以帮助你更好地分析与思考。

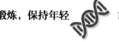

什么时候需要让大脑休息？

无论是工作还是锻炼，休息是给我们紧张的身体和大脑喘息的机会。这个喘息是为了提高效率，避免组织疲劳和受到损伤。那什么时候我们需要休息？以下情景应该马上休息，停止高强度工作或者锻炼。

1. 身体不适：很多健身者在刚刚接触健身时心气很足，他们往往急于求成。殊不知慢工出细活，健身是一件细水长流的事情。他们在身体产生不适或者轻微生病时也会选择训练，因为害怕耽误训练从而影响肌肉增长进度。这样做只会使情况变得更糟，人们在生病的时候抵抗力急剧下降，身体虚弱，强迫身体训练只会加重病情，普通感冒会变成发热，而且加大患心肌炎病的风险。

2. 疲惫：大部分健身者并不是全职运动员，他们有自己的职业，白天上班会消耗很多精力与体力。下班后当你感觉身心俱疲、迈不开步伐时，为了自己的身体健康，请不要选择进入健身房。因为在这种状态下训练，你会感觉全身酸痛无力，伴随有胀疼的感觉，这对身体是莫大的消耗。肌肉一点都不会增长，反而会降低抵抗力，使你变得虚弱，容易生病。

3. 生气：不良情绪会对人体健康造成很大危害。健身者去健身房锻炼之前应保持良好的情绪，这对于训练有利无害。有不良情绪时，应尽量避免训练。因为"气血不畅"的状态下训练很容易产生负面效果和一系列不良反应。与其强迫训练造成身体不适，倒不如舍弃一次训练换来身体状态的平稳与健康。

4. 瓶颈：训练遇到瓶颈期是件很平常的事情，它主要表现为训练感觉不好、状态不佳、肌肉增长停滞不前等情况。在任凭怎么努力都不出效果时，你需要做的也许仅仅是休息而已，它反而会带来意想不到的效果。肌肉在长时间超负荷的撕裂与生长中已经产生疲劳和适应，此时只有停止训练才能使它们得到充分的休息与生长，同时配合丰富的营养，相信你在重回健身房训练时会有意想不到的惊喜。

休息可以是多种形式的。如果条件允许，可以在床上或者沙发上睡一小会儿。有时在汽车上眯一会儿也很有用。到赏心悦目、风景如画的地方散步或者摄影也是休息。有的时候泡个热水澡，躺着看一会儿书，听一会儿音乐都很解乏。

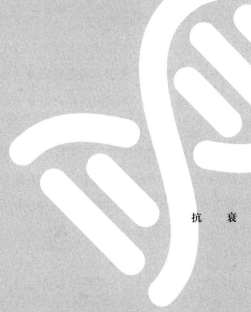

10

到底应该怎么吃?

抗　衰

营养的学问

　　我小时候家里物质贫乏，在长身体的阶段，我的父母最担心的是我的营养能否跟得上。也难怪他们担心我的营养问题，我是进了大学以后才开始长个子，一下子就长到了 1.78 米，整个人细高挑儿，像个竹竿。而到了我们自己做父母了，物质极其丰富，孩子还没有开始长身体就成了小胖墩儿。我们也担心孩子的营养问题，这回担心的是孩子是不是营养过剩。那么，到底什么是营养呢？

　　所谓营养，可以分为两种物质。

　　第一种是我们生物机体能量的来源和合成代谢所需的材料。我们每天吃的食物主要由碳水化合物、脂肪酸和蛋白质组成。这些东西分解后转化成能量和重新合成人体细胞所需的大分子如蛋白质、遗传物质和细胞结构。

　　我们每天吃的能量应该和每天消耗的能量相同。如果吃多了，多出来的能量就会以脂肪的形式存起来。胖的人就是长期能量摄入过多。反之，如果吃的能量不够，身体就会消耗体内的能源、肌肉和脂肪细胞。这种营养缺乏的人看起来骨瘦如柴，皮包骨头，因为肌肉和脂肪细胞都用在能量消耗上了。

　　作为能源，碳水化合物、脂肪酸和蛋白质在一定程度上可以互换和

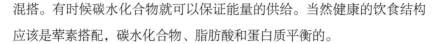

混搭。有时候碳水化合物就可以保证能量的供给。当然健康的饮食结构应该是荤素搭配，碳水化合物、脂肪酸和蛋白质平衡的。

　　第二种物质是微量元素，包括维生素、营养素和身体需要的微量元素。这些物质虽然量少，不直接贡献能源和原材料，但缺了它们会导致细胞内的生化反应降低效率甚至停止工作。所以这一类的营养更关键，并应引起我们的重视。微量元素是否缺乏或者过量是可以检测的。适量才是硬道理。

〽️ 生酮饮食是什么？

　　讲到饮食和营养，最近很热门的话题是生酮饮食。生酮饮食属于一种极低碳水化合物膳食，但是它与其他低碳水化合物膳食不同的是，生酮饮食对于蛋白质的摄入也有限制。生酮饮食把三大物质中的热源比例调节到高脂肪，占到总热量的70%～80%；适量蛋白质，大约每公斤1克蛋白质的量；极低的碳水化合物，每日的碳水化合物摄入通常小于50克甚至更低。

　　生酮饮食之所以被称为"生酮"，是因为人体在饥饿状态下，会从葡萄糖供能模式转换到酮体供能模式。酮体是 β-羟丁酸、乙酰乙酸和丙酮三种物质的统称，都是脂肪代谢的中间产物。当极度限制膳食中的碳水化合物而提供大量的脂肪时，血液中的葡萄糖很快会被用完，之后会开始动用储备的能量糖原，储存在肝脏中的糖原可以为全身提供能量，但是糖原也会耗竭，胰岛素分泌会明显下降。这时身体会从主要利用葡萄糖供能的状态转换成主要利用脂肪酸供能的状态。脂肪酸代谢的中间产物就是酮体，酮体可以通过血脑屏障进入中枢神经系统为大脑提供能量。需要注意的是，过多的蛋白质摄入会促进氨基酸转化成葡萄糖，从而阻止酮体的形成，所以生酮饮食也会限制蛋白质的摄入。

　　临床试验和许多尝试的人都显示生酮饮食减肥效果很好，同时对于血糖、胰岛素敏感性、血脂等一些代谢指标也有很好的调节作用。

生酮饮食减肥的特点有以下几点。

首先，高脂饮食可以增加饱腹感，减少进食。酮体本身也有抑制食欲的作用。

其次，极低碳水化合物膳食可以减少促进热量储存的胰岛素的分泌，同时减少促进食欲的饥饿素的分泌，从而减少主动进食并防止把多余的热量储存为脂肪。此外脂肪供能，也就是生酮的过程所消耗的热量多于通过碳水化合物供能的过程。

再次，直接利用脂肪供能和低胰岛素状态对于减少内脏脂肪的效果更明显，但是由于身体处在一种"饥饿"的状态，又缺少胰岛素这种重要的合成激素，所以在进行生酮饮食的同时很难增肌。

最后，因为食欲减少和能吃的食物种类明显减少，所以在生酮饮食中总热量摄入低于正常饮食。生酮的过程还会伴有脱水的现象，同时糖原消耗会减少身体中的水分储备，所以在生酮饮食早期会有明显的体重减轻，有人甚至一周可以减 5 公斤左右。所以生酮饮食期间要多喝水。

除了减肥，生酮饮食还有其他益处。有一些研究显示，对于糖尿病患者，特别是 2 型糖尿病患者，生酮饮食可以提高身体对于胰岛素的敏感性，甚至可以让糖化血红蛋白下降。生酮饮食时总甘油三酯会下降，高密度脂蛋白胆固醇会升高，同时低密度脂蛋白胆固醇会升高。

长期生酮饮食对于健康的影响到底如何？相关的研究并不多。长期生酮饮食的安全性和效果到底怎么样？如生酮饮食对于健康的整体影响是否优于正常膳食或者地中海膳食、DASH 这类均衡的饮食？这都需要更多的研究来证实。

生酮饮食比较极端，容易导致一些营养素缺乏，常见的乏力、便秘等副作用也让生酮饮食很难被坚持下去。

生酮饮食在所有减肥膳食中应该是限制最多、最难达成的一种。它是一种极低碳水化合物高脂肪膳食，全天的碳水化合物总量要限制在50克以下，有人甚至降到20克左右。这基本上就是1颗小土豆、不到1两米饭或者20粒葡萄的量，剩下的大部分热量需要由脂肪来提供。生酮饮食中能吃少量的含蛋白质的食物，包括肉类、禽类、鱼类和海鲜、鸡蛋；大量的高脂肪食物，包括牛油果、椰子油、无糖椰奶、橄榄油、坚果和坚果油、冷切肉、鸡蛋黄、黄油、猪油、芝士；少量的低碳水化合物蔬菜，包括绿叶菜、黄瓜、节瓜、西红柿、蘑菇。生酮饮食中不能食奶和酸奶、水果及所有主食。

这样的膳食和我们日常的膳食差别非常大，所以并不是所有人都能够适应。虽然大卫在家里实行生酮饮食，但我和夫人没有参与。我们认为放弃许多享受美食的机会太不值得了。虽然牛排、黄油管够的膳食一两顿是挺解馋的，但是如果每一顿都只能吃这些食物，还是有些单调。另外，从成本上来说，每天吃很多三文鱼和黄油、牛油果，用特级初榨橄榄油的花销会比普通膳食高出很多。

另外，生酮饮食容易出现微量营养素缺乏、膳食纤维缺乏，以及饱和脂肪和加工肉类摄入过多的情况。

不是所有人都适合生酮饮食，特别是本身有慢性代谢性疾病的患者，如1型糖尿病患者，本身就因为胰岛素分泌不足容易造成酮症酸中毒，即一种酮体产生过多导致血pH值下降的代谢异常，严重者可以致命。

另外，酮体的产生完全依赖肝脏，肝脏疾病患者不能够采取生酮饮食。患有肾脏疾病的人也需要谨慎，因为生酮饮食可能会加重肾脏的负担，造成严重的电解质紊乱，或者导致肾结石。

蛋白质怎么摄入才合理？

蛋白质是构成机体组织器官的重要成分，是生命活动的主要工作者。人体各组织器官无一不含蛋白质。人体的肌肉组织、心脏、肝、肾等器官中含有大量蛋白质。细胞中，除了水分外，蛋白质约占细胞内物质的80%。

每天摄入多少蛋白质合适呢？饮食蛋白质过量有坏处吗？

一般成年人每天的蛋白质摄取量为每公斤体重 0.8 克~1 克。对于健身训练者，蛋白质的摄取更是重要的，每天每公斤体重需要摄入 1.2 克~2 克。学龄前儿童每天宜摄入 35 克蛋白质；小学生为 55 克~60 克；中青年女性为 60 克，男性为 75 克；60 岁以上的女性每天摄入 55 克，男性 65 克。若是强体力劳动者，则每天应摄入 80 克~90 克。孕妇需要额外增加 10 克，哺乳女性也需要在母乳喂养最初的 6 个月里每天额外增加 15 克。这就是日常生活中我们为什么要根据需求，为不同的人增加营养。

我们从日常的肉类、牛奶、鸡蛋、豆类及果仁中，就可摄取丰富的蛋白质。和人类蛋白结构相似的蛋白质来源是营养最好的食物，比如猪肉。蛋类含蛋白质 11%~14%，是优质蛋白质的重要来源。奶类（牛奶含蛋白质 3%~3.5%）是婴幼儿蛋白质的最佳来源。新鲜肌肉含蛋白

15%～22%，肌肉蛋白质营养价值优于植物蛋白质，是人体蛋白质的重要来源。在膳食中应有一定数量的优质蛋白质，一般要求动物性蛋白质和大豆蛋白质应占膳食蛋白质总量的 30%～50%。

蛋白质吃得越多越好吗？非也。吃太多蛋白质可能导致呼吸有异味。过量摄取蛋白质，可能出现酮血症的表现，即加速分解脂肪作为能量，而不是通常的分解碳水化合物。当脂肪加速分解的时候，酮体生成增多，呼气时会有洗甲水的味道。吃太多蛋白质的危害还有痛风。蛋白质含较高的嘌呤，它在体内代谢后会产生大量尿酸，尿酸盐结晶会沉积于关节腔内，引起急性炎性反应。充血、关节液增加会引起疼痛等痛风症状。检查有没有痛风的风险可以通过检测血液里的尿酸来达到。

摄取适量碳水化合物，有助于产生用于提高情绪的激素血清素；相反，如果饮食中缺少碳水化合物，就会出现好抱怨、易怒，或闷闷不乐的情绪表现。

太多蛋白质还会损害肾脏。蛋白质分解的最终产物含氮，它必须在肝脏里转变成尿素后，才能通过小便排出体外。如果摄入量大大超过消耗量，那么过量蛋白质会生成过多的氮，势必加重肝脏和肾脏的负担。若肝脏功能欠佳，就不能将蛋白质分解后产生的氮完全变成尿素，从而导致氮质血症，使人发生"氮中毒"，严重的可致肝昏迷。所以，重症肝炎及肝硬化，有肝昏迷趋势及肾功能不佳的患者更要控制蛋白质摄入量。

人体每天应该摄取纤维的量是 25 克～35 克，如果蛋白质摄入过多，甚至取代了谷物、豆类、蔬菜和水果等物质，就会造成纤维量不足，出现便秘和浮肿等症状。蛋白质在体内能转化为脂肪和糖。长期摄取蛋白质过多，高蛋白质和高脂肪饮食也容易引发高血糖。

蛋白质摄入过量会导致脑损伤、精神异常、骨质疏松、动脉硬化、

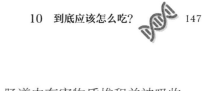

心脏病等疾病。常年进食高蛋白质者，肠道内有害物质堆积并被吸收，可能会未老先衰。过度贪吃肉类，会导致体液中矿物质失去平衡，也就是磷增加和钙的锐减，钙质锐减的后果是掉牙和齿槽脓漏。所以，我们要注意均衡饮食，动植物蛋白质搭配合理，多吃含优质蛋白质的食物。

每天吃多少碳水化合物合适？

前面讲过脂肪饮食和蛋白质饮食对身体的影响。更多的人关心碳水化合物对我们身体的影响。

我们每天该吃多少碳水化合物呢？和蛋白质一样，碳水化合物是不是也分三教九流，优劣不等呢？另外，你是否知道，水果、蔬菜、酒也是碳水化合物？

尤其对糖尿病患者和有患糖尿病风险的人而言，控制碳水化合物，是生活中的重中之重。

糖尿病与心血管疾病密切相关。近期发表在《英国医学杂志》（*The BMJ*）上的一项研究显示，中国糖尿病患病人数约为 1.298 亿（男性 7040 万，女性 5940 万），成年人糖尿病患病率高达 12.8%，糖尿病前期患者发病率更是高达 35.2%。根据地理分布，北方地区的患病率最高，接下来依次是西南、东北、南方、中部、东部和西北地区。

因此，低碳水化合物、高蛋白质、高脂肪的饮食被建议作为一种降糖策略。

碳水化合物的摄入量和类型因地理和社会经济因素的差异而不同。亚洲国家的人群通常有较高比例的能量来自碳水化合物（约 60%），而欧洲和北美国家的居民摄入的碳水化合物比例较低（通常低于 50%）。

低质量的碳水化合物，包括精制谷物、淀粉类蔬菜和糖类，主要以葡萄糖的形式被吸收，容易增加血浆葡萄糖和胰岛素反应。而高质量的碳水化合物，包括水果和非淀粉类蔬菜等，富含抗氧化剂和植物化学物质，可以通过加速肝脏胰岛素反应和减少肝脏葡萄糖输出来调节葡萄糖。

　　由于碳水化合物对维持正常的生理功能至关重要，包括大脑和中枢神经系统的主要燃料消耗、水溶性维生素、矿物质及纤维的来源等。因此，我们并不应过分控制膳食碳水化合物的摄入。

　　按照我们中国人的饮食习惯，大量减少碳水化合物的摄入会有一定难度。我和夫人都在苏浙沪长大，对许多碳水化合物食物情有独钟。每次回到家乡，我总是有冲动去饱餐一顿，减肥的事情以后再说。我在此罗列一些光听名字就可以让许多人流口水的富含碳水化合物的食品：烧饼，油条，烧卖，粢饭糕，糯米青团，粽子，油墩子，阳春面，条头糕，炒年糕，等等。每次到四川、云南地区，我也总会去寻觅当地的富含碳水化合物的甜美早点。

　　如果我们能够更理智地对待碳水化合物，也许我们时不时可以继续享用这些碳水化合物的佳肴呢？我的建议是把每天摄入的碳水化合物食物，包括粮食、蔬菜、水果和酒精，控制在50%以下。对大多数人来说，这已经是很不容易做到的事情了。

少吃高嘌呤食物能减少痛风吗？

一次，我和上海的一群朋友聚会，我点了好多海鲜水产，准备大吃一顿。不料我夫人的发小阿英大叫表示她老公广海尿酸高，不能吃高嘌呤食物。大家兴致勃勃的情绪顿时被降低不少。有人附和道："我的尿酸也偏高，少吃一点吧。"

这样的场景相信你并不陌生，每当聚餐的时候，无论是火锅、烧烤，还是小海鲜，一定会有人说"不不不，这个我不能吃，我尿酸高嘛"。而数据显示，中国有高尿酸血症的人已超过 1 亿人，可以说，每 10 个人里就有 1 个。

痛风发作跟尿酸盐形成和沉积有关，血液高尿酸是痛风的指标，同时被饮酒、肥胖等因素所影响。尿酸是嘌呤在体内代谢后的产物。

无论是鱼虾、牛羊，还是啤酒、鸡汤，通常都含有比较丰富的嘌呤。需要注意的食物一大堆，高尿酸的朋友说起高嘌呤食物排行榜，熟练得让人心疼。

事实上，和胆固醇的原理一样，虽然高尿酸确实是嘌呤多引起的，但是并不是吃多了高嘌呤食物就会导致尿酸高。

很多人认为，高尿酸、痛风是"病从口入"，是因为高嘌呤食物吃太多，吃出来的。其实这是错误的。我们体内的嘌呤，80% 都来自内源性的身体代谢，仅有约 20% 是外源的食物产生。之所以会尿酸高，主要是身体对嘌呤和尿酸的代谢出了问题，而不是因为来自食物的这 20% 的嘌呤。

嘌呤在人体里也存在一个平衡，如果我们在饮食上做严格限制，吃进去的嘌呤少了，内源性代谢而来的嘌呤会适当补缺，最终导致整体上还是差不多的水平。

当然我们之所以害怕高尿酸，是因为尿酸高了会痛风，"痛起来要人命的"，我见过患者痛风发作时的痛苦。

所以饮食差异对高尿酸水平有影响，但影响非常有限。不管是具体的食物种类，还是选择何种饮食模式，在研究观察的人群中，都没有明显影响到尿酸。单一食物最多也就影响到了尿酸的 0.99%，所有食物累积，也就只能解释尿酸 4.29% 的变化。研究发现，哪怕是非常严格的饮食限制，最多的影响也只是让尿酸水平降低 50 微摩 / 升。

我认为，我们要注意的是，日常生活中过度追求低嘌呤饮食反而可能有害身体。饮食的均衡搭配、能量的适量摄入、锻炼身体、保持好心情才是本质。因此放弃美食更是人生中很大的损失。

好情绪，
好身体

快乐是长寿的第一原因

快乐的人不仅能享受生活，似乎也更长寿。

一个新的研究认为，心情好的人在未来 5 年内去世的可能性要小 35%。英国老龄化纵向研究（English Longitudinal Study of Ageing）希望能够得到衡量开心更确切的数据。这个项目从 2002 年起追踪了超过 1.1 万名年龄在 50 岁以上的老人，2004 年时约 4700 名老人在 1 天中提供了 4 次唾液样本，并同时评估了自己的情绪状态（开心、兴奋、满足、担忧、焦虑和害怕）。分析了唾液样本的应激激素，伦敦大学在《国家科学家院刊》（PNAS）上发布了实验结果，描述了情绪与死亡率间的关联性。

在自我报告情绪最低落的 924 名老人中，有 7.3%，即 67 人在 5 年内过世。自我报告情绪最好的老人中，这个比率低了近一半，是 3.6%，即 1399 人中的 50 人。当然，5 年内过世的老人很多人情绪不高有可能是因为一些人患病严重，或者是有一些其他因素同时影响了死亡率。

研究者考虑了年龄、性别和人口因素（比如财富和受教育情况等），以及健康情况和健康行为（如吸烟、锻炼情况）。即使考虑了这些情况之后，情绪最好的老人的死亡率仍然要低于 35%。研究显示，好的情绪与长寿有相关性，不过并不能证明开心能让人更长寿。

　　之前刊登在《心理学与衰老》上的一个研究也得出过类似结论。那个研究中，美国旧金山湾区的老人在一周内每天5次记录自己的情绪，之后研究者会一直追踪这些老人的状态。开心较多的人比负面情绪较多的人活得更久。

　　想让自己开心可以采用一些小技巧。我的小儿子凯文上小学的时候有一阵子不开心，为了让他每天能够快乐起来，能充满正能量地面对一切，我们每天和他一起回忆三件当天最让他快乐或者有成就感的事情。果然，一段时间以后，他的情绪好了不少。

什么是心智健康？

　　讲到心智，我想用王阳明的心学来进行一些讨论。王阳明强调"心即是理"，即最高的道理不需外求，从自己心里即可得到。我们的行动可以通过对大脑进行编程，然后付诸实践成为自己。

　　快乐和开心是有区别的，就像幸福和愉悦也不一样。开心是短暂的享受，快乐是一种长期的、发自内心深处的、欲罢不能的好的感受。当然有的感受只能意会不可言传，同样的文字，传达到不同人脑子里是不同的意思。我尽量尝试用直白的方式举例解释。

　　心学的精髓是"知行合一"，这里的"知"并不是对某种知识的认知，更不是所谓的用来指导人生的道理，而是行为本身。

　　有一天，王阳明带着几个弟子去爬会稽山上的香炉峰，他提议，等登顶以后，大家都来吟诵诗歌。结果登顶以后，弟子们气喘吁吁，有的只能吟一句，有的只能吟一段。轮到王阳明，据史料记载，他宛若平常，一点事也没有。弟子不解，求问老师。王阳明说："我爬每一个台阶，只关注眼前这一步。"王阳明爬山就是"知行合一"的爬山，用脚在爬山，这是他的"行"，心里只关注眼前这一步，这是他的"知"。他的知和行是合一的，是同时发生的，所以不觉得累。弟子恍然大悟，难怪一般人爬山会觉得累，因为人们在山脚的时候心早就飞到山顶了，忙于想象山顶是怎样的美景。

从这里可以想象一下什么是很多人觉得生活很累的原因。

最近我也带着朋友去爬了香炉峰，绍兴政府在后山从下而上修建了一个花岗岩石做的长廊，长廊柱子上刻满了古今的书法对联。我们一路欣赏书法对联，到了山顶也不觉得累。

用我自己的现实场景再举个例子。"我今天决定读一篇有用的论文，但是在读论文的时候我不断在想晚上的红烧肉要不要加鸡蛋，最后还是忍不住去煮鸡蛋了。"这里的知不是"读论文很重要"这个道理，也不是"我觉得红烧肉加鸡蛋好吃"。这种认知上的体验，是"每当我读论文烦躁的时候，就觉得做美食可以缓解我的烦躁，于是我就去准备美食了"这一事实本身。

再来看看孔子最得意的弟子颜回是怎么听课的。《论语》里有记载："吾与回言终日，不违，如愚。退而省其私，亦足以发，回也不愚。"意思是说孔子和颜回谈了一整天，颜回也不反驳，像个傻子一样。但下课以后，颜回私下里同别人讨论时，却能发挥孔子所讲，可见颜回并不愚笨。孔子课讲到哪儿，颜回就明白到哪儿。孔子讲的课颜回全盘理解，并且能够融会贯通。颜回是"知行合一"的，所以他的学习效率高，"闻一知十"。

你确定了内心的真实想法，跟随内心去做事情，这才是真正的知行合一，而不会被自己脑子里的杂念和噪声导入歧途。即使你做到了知行合一，但是你不能改变自己的知。

怎么改变自己的知？只能通过行。回到前面读论文浮躁的例子，当你能够忍住不想美食后，你的知其实就发生改变了。

刚开始的知是："每当我读论文烦躁的时候，就觉得做美食可以缓解我的烦躁，于是我就去准备美食了。"当你经过行动后，你的知就变成了：

"每当我读论文烦躁的时候，就觉得做美食可以缓解我的烦躁，然而这种烦躁忍忍是可以过去的。"

是不是觉得这和在坚持"168"饮食法的时候忍耐饥饿非常像？这就是对大脑编程的秘诀，通过行动改变思想。你想要怎样去行动就好了，不要相信脑子里的碎碎念。吃饭的时候想着吃饭，睡觉的时候想着睡觉，读书的时候认真读书，锻炼的时候努力锻炼。

你要成为你所认为的自己，唯一的方法就是通过行动改变"知"。所以知行合一是去除脑海中的噪声，观察到自己的真实想法。通过行动改变自己。让自己朝着自认为正确的方向转变，并且能够不断否定新的自己，继续朝着更新的自己的方向转变。

压力的好处

人人都有压力，我们如何缓解压力？如何化压力为动力？压力是不是有好处？我不久前和我的博士导师伊丽莎白·布莱克本教授有过关于压力的讨论。伊丽莎白因为发现端粒酶而获得 2009 年诺贝尔生理学或医学奖。

伊丽莎白告诉我，压力有两种。那些导致我们焦虑、烦躁不安的压力对端粒不利。有大量研究表明，身在生活压力大的环境里的人端粒更短，而且压力越大端粒就越短。另一种压力不一定是坏事，是正能量提供的压力。毕竟，人体的本能是"非战即逃"（fight or escape）。打得赢我们一定去赢，打不赢就逃跑。这本身是防护性质的，并非有害。当然如果压力变成长期性的困扰，超出了我们的驾驭能力，这样的压力就会影响我们的身心健康了。适当的压力有时候也会带来好处，甚至惊喜。

我们在遇到挑战的时候会急中生智，开动脑筋。压力可以刺激大脑产生一种叫作神经营养因子的化学物质，并加强大脑神经元之间的连接。专家甚至认为，就是这种压力能够帮助提高人体效率和注意力背后的操作机制。此外，一些研究也表明人体对于压力的快速反应能够短暂地激发人的记忆和学习能力。

压力还会提高人体的免疫力。压力会让人体开启防御模式。人体会产生额外的调节免疫系统的白介素，从而提高免疫水平。动物实验中，科学家为小白鼠创造了轻微压力环境，随后这些小白鼠体内的多种防疫细胞数目都发生了大幅变化。

压力会增强我们对环境的适应力。虽然大家都追求一帆风顺，但是并不总会如愿。学会面对处理一些紧急突发事件的压力，将来再碰到类似状况就能应对自如了。反复碰到压力较大的情形，可以锻炼身体和心理的掌控能力，从而不至于遇到危机就如临大敌乱了阵脚。

压力还可以促使我们追求卓越。正面的压力，在科学界也被称为积极压力，可能正是大家完成一项工作所必需的。想象一下，最后期限近在咫尺，这样就不得不快速高效地完成工作了。毕竟已经是最后的冲刺阶段了。关键是我们要把压力之下的任务看作一种能承受住的挑战，而不是无法逾越的高山。积极压力还会帮助我们进入一种收放自如的状态，让我们高度清醒、注意力高度集中地参与到某件事情中去。在体育比赛、艺术创作和科研攻关等方面可举的例子很多。

凯利·麦格尼格尔（Kelly McGonigal）是美国斯坦福大学的心理学教授，她的书《压力的好处》（The Upside of Stress）给压力系统性地正名。她说："关心他人能够激发勇气并创造希望（Caring for others triggers the biology of courage and creates hope）。"她在这本书里介绍了"压力"这个概念的由来、它被人们曲解的历史、压力的种种好处和人们应该用一种积极的心态来面对压力。

1936 年，匈牙利的内分泌学家谢耶（Selye）发现实验室的小白鼠在经历了不适的体验比如有毒的药物、巨大的噪声、大量运动、极端冷热后会失去肌肉活力，出现胃溃疡与免疫功能障碍。谢耶把这个现象称为压力（stress），他后来加大实验的力度，让小白鼠们经历一些令它们痛苦的事情和残酷的实验环境，他接着声称，压力是身体对外在的强大要求的自然反应。于是人们产生对压力的恐惧。

但是谢耶的实验存在致命的问题：实验对象是动物，并且实验对象的"遭遇"并不是普通人类日常生活会经历的。假如我们是谢耶实验室里的小白鼠的话，我们的生活是这样的：凌晨被一声巨响惊醒，然后马上被拎起来扔进冰水里，遭受频繁的大电压的电击，需要跟一群饥饿的实验对象抢夺有限的食物。这可不是我们人类日常生活中会接触到的压力，即使有也很少发生。

人的两种激素决定了压力的大小，皮质醇（Cortisol）与脱氢表雄酮（DHEA）。皮质醇的高低预示着一个人生病、有抑郁与免疫系统缺陷的概率，脱氢表雄酮预示着一个人健康的概率，两者的比例叫作"生长指数（Growth index）"，预示一个人在工业与学习中的表现。同时，生长指数是由一个人对待压力的心态所决定的。一个人可以有两种不同的心态，积极的与消极的，分别趋向两个极端。积极的人生活得更乐观、丰富、健康，消极的人的人生则更倾向于悲剧。

这就引到了"压力心态"这个定义，假如一个人认为压力是有害的，根据克拉姆（Crum）在20世纪的调查，拥有消极的压力心态的人会更加倾向于逃避压力背后的问题，转向不作为，用酒精或者暴力宣泄。而那些拥有积极的压力心态的人则会积极面对压力背后的问题，他们会将挑战视为成长的机会而不是逃避的理由，因此他们在生活中更快乐，在工作中更高效，在困境中更自信更有创造力。

应对好压力的人是更善于社交的人。压力会制造一种激素，叫作催产素（oxytocin），也被称作为"爱意分子（love molecule）"，更大的压力会让你更加想去与他人联系，让你的大脑更加主动与自然地去意识到他人的想法，加强你的直觉与同情心。总的来说，压力可以增强你的情商。

压力让你有更好的适应能力。压力制造的肾上腺素帮助人类的肌肉与大脑更有效地使用能量，人的视觉、听觉会更加灵敏，大脑计算速度加快，注意力更加集中。人会更加自信与充满活力，因此更愿意去追求新的目标，去解决问题。

驾驭压力好的人有更强的学习能力。脱氢表雄酮，前面提到的压力激素的一种，会令大脑加速运作，因此提升一个人的学习效率，让人从挫败中更快地恢复过来。他会更加觉得有压力的情况是一个学习的机会，可以用来提高自己的智商与情商。

大脑神经学与心理学的研究者西里（Seery）在2010年的论文中指出，他的研究对象——2000名美国人中，那些报告了早年的困难经历，如父母离异、经受犯罪以及有创伤经历的人有着更低的忧郁指数、更高的身体健康指数与更高的生活满足感。

危机带来机遇，那些一直尝试着逃避压力的人同时让自己失去成长的机会。比如，生活中缺少满足感与幸福感，更差的人际关系与更容易走神，更低的自控力与更低的体力。盖洛普世界民意调查（Gallup World Poll），一个国际大型调研公司，发现一个国家的压力指数与一个国家人民的幸福感、寿命，和国家GDP呈正相关关系。也就是说，一个国家的压力越大，这个国家的国民生活也就越好；而一些压力很小的国家，比如委内瑞拉、索马里，则有着更高的腐败指数，贫穷，饥饿或者暴力。"没有压力"的相关面，在这份报告里，代表了国民的更高的不幸福感、更高的羞耻感与愤怒。

在2013年的斯坦福与佛罗里达州的联合研究中，研究员发现一些高度成功并且活得非常充实的人群，他们更有压力，更会为各种各样的事情感到担忧。

如果一个人积极地追求他的人生目标，那么压力是不可避免的。人在拥有有意义的压力的时候才更加开心，那些中年感到无聊的人有比常人多两倍的可能性会在 20 年内死于心脏病，那些觉得自己的生活充满了意义的中年人则会比其他人少 30% 的早死可能性。

忧郁和焦虑的危害

　　朋友冬梅是一个事业有成的中年女士。她的女儿也很争气，今年考上了波士顿的塔夫茨大学的研究生。和国内不同，新冠疫情在美国不断有新情况。冬梅一开始就纠结要不要送女儿去美国。看到同学们都去了，并且相安无事，也就让女儿出国了。这一个决定可把平时办事雷厉风行的冬梅女生难坏了。美国不断有新的感染情况，还有许多反对打疫苗的呼声。波士顿又成了疫情最严重的城市。

　　冬梅开始是担心，慢慢变得焦虑，晚上经常睡不好觉，还做噩梦。她开始怀疑自己把女儿送到美国是一个错误。她开始纠结是不是让女儿回到国内学习。这当然是冬梅自己的一厢情愿。女儿自然会自己决定该在哪里读研究生，毕竟学业是人生的一个关键。女儿当然也会打疫苗，也会出门戴口罩，经常洗手，保护好自己。

　　可是冬梅的焦虑会不会演变成焦虑症？有什么办法能让她放下整天提着的一颗心呢？

　　我们经常会把抑郁症和焦虑症放在一起。因为它们都是精神方面的疾病。焦虑症和抑郁症是难兄难弟，一般有焦虑症的人都会有抑郁症，有抑郁症的人也会有焦虑症。

焦虑通常形容特别烦躁、紧张、担心、莫名其妙地感到担忧、提心吊胆，会伴随自主神经紊乱的症状，如心慌、心悸、胸闷、气促，有时会有多汗症状。抑郁患者主要感觉特别难受，患者感觉特别闷、没有兴趣、做事情没有动力、不想说话、不想理人、不想做事，自己以前喜欢的事情也不想做，思维也变得特别迟滞，脑子像糊了糨糊一样转不动，或像生锈的机器一样动不了，严重的患者会出现消极观念，如想死，甚至有伤害自己或伤害他人的行为。

抑郁症患者除了悲观失望、情绪低落、不想动、不想说话、不想理人，还有比较突出的症状，如早醒，凌晨三四点钟就醒来，无法再次入睡。还有其他如生物学症状，患者会有慢性的躯体疼痛，感觉到头痛，四肢或心前区莫名其妙地疼痛。抑郁症患者会出现非常迟滞的症状，如不太想动，感觉万念俱灰，做事情没有动力等。

焦虑症往往就会出现和实际情况不符合的焦虑情绪，或者说焦虑存在的时间比较长，进一步地形成病理性的焦虑症状，这是一种典型的情绪障碍。而抑郁症最为明显的症状就是心情持续低落，是一种常见的心境障碍。抑郁症患者可能出现悲伤或者抑郁症状，对抑郁症患者来说，最明显的就是在躯体上出现相应的症状，比如睡眠障碍、食欲改变、情感淡漠、人际关系差等。

焦虑症的出现会使得正常的功能受到相应的影响，最为常见的症状是紧张、出汗、头晕、注意力没有办法集中、睡眠障碍、反复惊慌，患者也有可能在躯体上出现相应的症状。

患者一定要了解这些疾病所具有的危害性，及时接受治疗，才能够让自身的健康获得全面的保障。

哈佛关于身心健康的研究

　　哈佛大学成人发展研究所（Harvard Study of Adult Development）是世界上研究成人生活时间最长的研究所之一。在 1938 年美国大萧条期间，该研究所开始追踪 268 名哈佛大学二年级学生的健康状况，他们希望这项纵向研究能揭示出通向健康幸福生活的线索。

　　研究人员对这些人进行了近 80 年的跟踪调查，收集了大量有关他们身心健康的数据。在最初选择的哈佛学生中至今仍然在世的研究参与者只有 19 人，而且都已年逾九旬。当初的研究参与者还有后来成为美国总统的约翰·肯尼迪（John F. Kennedy）和长期担任《华盛顿邮报》（*Washington Post*）编辑的本·布拉德利（Ben Bradlee）。

　　有多名科学家先后领导了该研究。马萨诸塞州总医院的精神病学家、哈佛医学院的精神病学教授罗伯特·瓦尔丁格（Robert Waldinger）在 2003 年接手，成了第四任负责人。他扩大了研究范围，将关注的对象从参与的男性扩展到了他们的妻子和孩子。参与者的后代达到了 1300 人，年龄在 50 岁~60 岁，一些参与者后来成了成功的商人、医生、律师，而其他人则走上了迥异的人生道路，沦为酒鬼、职场失意者或者患上了心理疾病。

　　多年来，研究人员研究了这些人的健康轨迹和更广泛的生活，包括他们在事业和婚姻上的成功和失败。研究人员摄录夫妻们的家庭生活，研究他们之间的互动，并就生活中的方方面面，甚至日常的口角分别对他们进行了访谈。

这一发现表明，获取财富和名望不是幸福生活的关键，与家人、朋友和配偶间的亲密程度才是长期健康幸福的重要晴雨表。以下是哈佛大学近 80 年研究得出的让人幸福长寿的五个秘诀。

第一，亲密的人际关系更能让人终生快乐

瓦尔丁格教授说："令人惊讶的发现是，我们的人际关系以及我们在人际关系中的快乐程度对我们的健康有着巨大的影响。照顾好自己的身体固然重要，但照顾好自己的人际关系也是一种自我照顾的方式。我认为，这就是这个研究给我们的最大启示。"

研究显示，与金钱或名誉相比，亲密的人际关系更能让人终生快乐。这些关系可以保护人们免受生活不如意的影响，有助于延缓衰老，并且比社会阶层、智商、甚至基因更能预测一个人是否能长寿幸福。

这一发现在研究参与者中得到了全面证实。研究人员仔细研究了大量的医疗记录和数百次面对面访谈和问卷调查，发现男性的幸福生活与他们和家人、朋友、社区的关系之间存在很强的相关性。几项研究发现，人们对 50 岁时他们的人际关系的满意度比他们的胆固醇水平更能预测身体健康情况。"当收集了他们 50 岁时的所有信息时，我们发现并不是按他们测量的胆固醇水平那样预示着他们将如何变老的。"瓦尔丁格在一次 TED 演讲中说："关键是他们对自己的人际关系有多满意。在 80 岁时还很健康的人们，都是在 50 岁时对自己的人际关系很满意的人。"他那期名为《什么造就美好的生活》的演讲视频在 2015 年被观看了 1300

万次。

　　说到亲密关系，我想说的是，选择伴侣是人生中最重要的事情之一。都说出生是第一次生命，而婚姻是第二次生命。选择一个合适的伴侣会让人感受到家的温馨，会一辈子活在爱的滋润中，家族会越来越兴旺。

　　反之，选择一个错误的伴侣，不仅会给个人带来无止境的痛苦，还会给下一代乃至整个家族带来灾难，使得整个家族的发展停滞不前。这里要讨论的伴侣是更加广义的。

　　有的是短暂的伴侣，比如一起旅行 10 天的驴友。有的是比较长期的合作伙伴，比如一起创业的团队成员。

　　不管陪伴的时间长短，伴侣必须具备以下几个条件：

1. 共同度过一段时光，希望是美好的时光。
2. 同舟共济，可以信赖，能一起完成事先安排的计划，达到预期的目的和效果。
3. 相互认可，相互欣赏，相互取悦。
4. 对完成计划做出相应的贡献。

　　伴侣之间是相互依赖的，所以大部分时候应该尽量让对方开心，相互尊重很重要，相互理解更为重要，共同出力也重要。想维持长期的伴侣关系，需要在碰到一些不愉快的情况时，能够很快释然而不长期纠结，这可以说是将沟通和谦让能力提高到艺术水平了。

　　百岁老人江芸见到我的第一句话就是说："如果你想问我为什么会长寿的话，我告诉你是因为我有几个关系很好的兄弟姐妹。"

第二，孤独与吸烟或酗酒一样对寿命有杀伤力

　　研究人员发现，婚姻满意度对人们的心理健康有保护作用。那些在80 多岁时婚姻幸福的人说，即使在他们身体疼痛较多的日子里，他们的情绪也没有受到影响。而那些婚姻不愉快的人则感到身体上的痛苦被放大而且更加情绪化。与那些婚姻中冲突频繁的女性相比，那些对伴侣有安全感的女性在两年半后的恋爱关系中不那么抑郁，也更快乐，记忆力也更好。

　　"良好的人际关系不仅保护我们的身体，还保护我们的大脑。"瓦尔丁格在他的 TED 演讲中说。"关系亲密并不是说他们必须始终如胶似漆，"瓦尔丁格说，"研究中一些 80 多岁的老夫妻甚至天天斗嘴。但只要他们觉得在遇到困难的时候可以相互依赖和扶持，这些争执就不会对他们的记忆力造成损害。"

　　瓦尔丁格说，那些保持亲密关系的人活得更长、更快乐，而孤独的人往往更早去世。"孤独是致命的，"他说，"它与吸烟或酗酒一样有杀伤力。"

　　研究人员表示，人从出生时就开始衰老，所以人们应该在生命的每个阶段照顾好自己。"老龄化是一个持续的过程，"瓦尔丁格说，"你可以看到人们在 30 多岁时如何开始改变他们的健康状况。通过在生命早期照顾好自己，你可以为自己设定更好的防衰老方法。我能给出的最好的建议是照顾你的身体，好像你需要它 100 年都好好的一样。"而事实上你是可能活到 100 岁的。

　　精神分析学家乔治·威兰特（George Vaillant）也强调了人际关系的重要性，并认识到人际关系在人们长寿和快乐的生活中所起的重要作用。

第三，更好的教育能带来更好的习惯和更健康的生活

威兰特在《健康老化》(*Aging Well*)一书中写到，有几个因素可以预测哈佛男性的健康和老龄化：体育锻炼、不酗酒、不抽烟、成熟地应对生活的起伏，同时拥有健康的体重和稳定的婚姻。对住在城市的人来说，教育是另一个因素。

与身体健康相关的教育元素是自理能力和毅力，而非智商和父母的收入。"城市内男性受的教育越多，"威兰特写道，"他们就越有可能戒烟、合理饮食，并适量饮酒。"

所以，接受更多的教育会带来更好的习惯和更健康的生活。70 岁的城市普通男性蓝领的身体健康状况与 80 岁的哈佛精英一样差。但同为 70 岁的受过大学教育的城市男性健康状况与哈佛精英一样好，尽管他们的其他条件都明显低于哈佛精英，但仅仅教育的平等就足以让他们在身体健康方面实现平等。

威兰特的研究强调了这些保护性因素在健康老化中的作用。研究对象拥有的因素越多，他们活得更长久、更幸福的概率就越大。

第四，健康和衰老的关键是人际关系

"当研究开始时，没有人关心人的情绪和感情，"威兰特说，"但健康和衰老的关键是人际关系。"他说："一方面，那些在 20 多岁或 25 岁时生活过得一团糟的人，后来都成了八旬老人。另一方面，那些一开始生活得像明星一样的人，酗酒和重度抑郁症也可以让他们的生活最后变得一团糟。"

瓦尔丁格教授发现，在家庭以外的人际关系中也存在类似的模式。

在退休后积极结交新朋友来取代旧同事的人比脱离工作后不用心维系强大社交网络的人更加快乐和健康。

瓦尔丁格教授说："75年来，我们的研究一再显示，最能与家人、朋友和社区处得好的那些人过得最好。"瓦尔丁格教授承认研究发现的只是相关性，而非必然性。也可能是一开始就较为健康、更为快乐的人更容易与他人建立和维持良好的关系，而那些本来就病恹恹的人则倾向于使自己与世隔绝，最终与谁都不亲近。

但他表示，经过几十年来对受试者的随访并比较他们现在与昔日的健康和人际关系水平，他可以信心十足地说，强大的社会纽带与长期的健康幸福之间存在因果关系。

改善人际关系有很多很多事可以做。瓦尔丁格教授说："要多跟人相处交流而不是一直看电视、玩电脑、刷手机。也可以通过一起从事新活动，比如散个长步或来个约会之夜什么的，让缺乏新意的关系重新热络起来。又或者联系一下你多年未说过话的家庭成员——因为那些司空见惯的家庭矛盾可是会让一个记仇的人付出惨重的代价哟。"

第五，童年时的经历会影响成年后的发展

瓦尔丁格教授说："我们正在研究人们是如何应对压力的，不管他们的身体是处于长期的'战斗还是逃跑'模式。""我们想要知道，一个艰难的童年是如何跨越几十年，在中年及之后影响人体的身体健康的。"

报道称，相较于一个人成长所处的社会阶层，儿时受疼爱的程度可能对其成年后的收入影响更大。对城市男性和哈佛精英来说，高收入的最佳预测因素不是其父母的社会阶层，而是其父母是否让他们感到被爱。

或许最好的总结是，童年时期好的经历比不好的经历对人未来的发

展影响更大。但我们仍有理由抱有希望。

　　迟来的爱和支持也可能抚平旧伤。当人们在成年后找到一个有爱心的配偶或信任的朋友时，苦难童年的伤害可能会被消除。人需要每个年龄段的爱，而"迟到总比没有好"。

心理处方：如何保持快乐？

　　我曾向心理医生请教做哪些事情可以让自己开心，心理医生罗列了10个让自己快乐的方法，这些方法你愿意尝试一下吗？

1. 时时感恩：记住使自己感激不尽的事，懂得感恩。与人为善，用成熟理解生活，善待他人。感恩的事情不一定是大事。别人教自己一个方法，给一个善意的提醒，帮扶一下门，搭一把手都可以感恩。

2. 经常联系：主动多和亲朋好友谈心，每个人都有喜怒哀乐的事情可以分享。做自己爱做的事，分享也是快乐。表达同情和关爱让自己开心。

3. 喜欢自己爱护自己：做自己喜欢的自己。记得我们是为自己而活着，不是为别人而活着。不在意别人怎么看让我们省去许多烦恼。

4. 消除敌意：与人为善，尝试与别人合作而不是竞争，创造双赢。

5. 广交朋友：和陌生人接触，多与正能量者交往，尽可能躲避消极者。不同的选择成就不同的人生，所谓物以类聚，人以群分，而积极的人更容易成功。

6. 改变陋习：我们多多少少都有不健康的陋习，一旦明白其中的道理，尽量说服大家和你一起改变。你和大家都不喜欢的陋习，比如抽烟、酗酒、赌博要一起努力戒掉。改变不了别人就改变自己。

7. 做一些新鲜事：丰富你的生活，尝试自己没有尝试过的事情。做不好也不要紧，放下不太重要的事情，通过听音乐、学画画、学茶艺、烘焙，增加自己的兴趣和成就感。

8. 降低对自己的苛刻要求：人比人气死人，不要与他人比高低。追求成果而不苛求完美，养成胜利者心态，常常表扬自己、鼓励自己。

9. 参加体育运动：经常活动身体，有计划、有目的、有方式地健身，循序渐进地锻炼身体。记录并分享自己的成绩。

10. 心平气和：保持一颗平常心，对小事不过分计较，该糊涂的时候就糊涂，碰到头痛的事情睡一觉也许就解决了。

常常回顾过去的经历，特别是有趣的、有意义的、有成就感的事情，也会让我们快乐。忘却不幸的、不愉快的、无可奈何的事情也是一种快乐。保持快乐其实是一种能力。我们可以培养自己的这种能力，让自己更加快乐。快乐有时是相对的，当我们降低对外部、对他人的要求，提高对自己的要求的时候，我们就会更加快乐一点。这可不是阿 Q 精神。

你睡得好吗？

睡眠有多重要？

以前我们对睡眠意义的理解是比较粗浅的。通常我们睡觉是为了休息，特别是认为大脑需要休息。后来我们知道睡眠的时候是在帮助大脑清理代谢废物。所以睡眠不仅仅是大脑的另一种状态，同时是保证我们清醒时大脑正常工作的基本需求。

当我们睡眠不足时，我们会出现精神疲劳、决策和学习能力受损的状况，还会提高偏头痛和癫痫的发病率。不论是对于我们人类，还是老鼠等动物，长期严重失眠都会导致死亡。

为什么正常的大脑功能在长期的失眠后会受损，并且需要睡眠来恢复呢？美国罗切斯特大学医学中心的一项研究表明，堆积在脑组织间隙的大脑代谢产物会在睡眠过程中被清除掉。这可能是睡眠的一个重要作用。由于大脑中淋巴系统不够发达，组织间隙便担当了大脑的"清道夫"。

"我们知道睡眠在记忆巩固和情绪管理方面起着重要作用。为了找出哪些大脑区域在睡眠时被激活，并破译这些区域是如何巩固记忆的，我们开发了一种解码器。"瑞士日内瓦大学（UNIGE）医学院基础神经科学系的研究员弗吉尼亚·斯特彭尼奇（Virginie Sterpenich）解释，在深度睡眠中，储存近期事件临时痕迹的颞叶结构——海马，会将白天储存的信息发送回大脑皮质。双方建立对话后，会通过重播当天发生的事件来巩固记忆，从而加强神经元之间的连接。

这好比是把临时做的工作内容放在一个临时储存卡（比如 U 盘）里，然后把这些内容储存到长期的服务器或者云端中。通过功能性磁共振成像（fMRI）和脑电图（EEG）两个技术，研究人员发现，人在深度睡眠期间，大脑会对白天处理的数千条信息进行整理，评估所有的记忆并保留其中最有用的。为此，大脑的不同区域会建立内部对话。此外，将奖励与特定信息联系起来也会鼓励大脑形成长期记忆。

在人的一生中，睡眠占了近 1/3 的时间，其质量好坏与人体健康与否有密切关系。因此，从某种意义上来说，睡眠质量甚至决定着生活质量。那么，睡眠是如何加强记忆的呢？

此前的研究表明，睡眠通过重新激活先前清醒状态下编码的信息，使得记忆表征在海马和新皮质的长期存储之间传递，从而在睡眠期间将最初不稳定的记忆表征转化为长期的记忆。实际上，科学家们早就发现，非快速眼动（NREM）睡眠相关振荡，即皮层慢波振荡（SOs）、丘脑 - 皮质睡眠纺锤波和海马尖波涟漪的复杂相互作用，可以促进海马和新皮质网络之间的交流。

人的记忆力是十分玄妙的，有的人能清晰记得数十年前的事情，有的人背了一整天的单词最后只记得寥寥几个。人的记忆可分为瞬时记忆、短期记忆和长期记忆，前两者持续的时间很短，但长期记忆可能伴随人的一辈子。研究表明，睡眠在记忆形成和巩固过程中扮演着重要的角色。对此，睡眠被认为是通过特定的电生理睡眠信号来控制大脑相关区域之间的信息流，并重新激活先前的经历从而巩固人的记忆。然而，人们仍缺乏内源性记忆再激活对记忆巩固作用的实验证据。

2021 年 5 月 25 日，德国慕尼黑大学和英国伯明翰大学的心理学系研究人员在《自然》子刊《自然通信》(*Nature Communications*)期刊上发表题为《人类在睡眠期间的内源性记忆再激活是由慢波振荡和睡眠纺锤波相互作用的》("Endogenous memory reactivation during sleep in humans is clocked by slow oscillation–spindle complexes")的研究论文。该研究表明,睡眠过程中大脑会产生特定的激活模式,当这两种模式——慢波振荡(SOs)和睡眠纺锤波——相互作用时,先前的经历就会被重新激活。这种重新激活越强烈,我们对过去事件的记忆就越清晰。

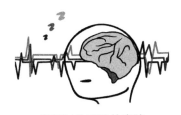 做梦是发明创造的好时候

梦是一种很复杂的东西，也许跟现实有关，也许又不受现实的影响。有些梦境是对现实的影响与反应的总结，也有些可能是人的主观想象。我们很难通过梦境来预知未来，从而规划自己的前路。不要因为自己的梦境而困惑，更不要用梦境来憧憬未来。人在睡觉时就会做梦，做梦是人体正常的生理现象。

梦如果是在快眼动睡眠情况下进行的，会被记住；相反在非快眼动睡眠情况下的梦，不会被记住，我们也不会意识到。每个人每晚都会做梦，因为人类的脑细胞总是在不停活动的。人在睡眠过程中，意识的清晰度会下降，当日常生活中的思想、回忆和想象刺激了人的大脑皮质的某些部分并留下痕迹，大脑皮质的这些部分在人的睡眠中还保持着兴奋状态时，日常生活中留下的痕迹就活跃起来，引起了梦。梦是外界因素在人脑中的存在。

做梦时脑子里的电波

《周公解梦》是后人借周公姬旦之名而著，是古代人根据对梦的理解做的一系列的解释，在古代属于解梦比较权威的，但在现代用《周公解梦》来解释梦境，有的不能解释或者解释得不准。因为现代的许多事物是古代没有的，如电脑、飞机等。

周公解梦的原理是民俗心理和统计学，有一定的准确性。在某些情况下，真的按预言发生了，但大多数情况下又啥事没有。然而让人觉得神奇的就是那些真的按预言发生的事情，对普通百姓而言这些应验的事情似乎不光是偶然碰上的这么简单，这也就是周公解梦的合理性所在。

梦是人类心理的折射。人是矛盾的，也许你的潜意识一直告诉你，你不会失去或者你不能失去某样东西，但你的潜意识会一直在梦里告诉你你会失去或者你最好还是抛弃，或者实际上你现在已经基本知道是什么状况了，但是你不愿意清醒地承认。

周公解梦的原理是什么呢？由于人类大脑结构的极度相近，在某些特定刺激下就会做出相同或接近的反应，而不同人之间相同的梦往往反映的是相同或者接近的心理状况。所以，对于这类梦境进行统计和记录归纳后，就会形成《周公解梦》这类的占梦书。实际上这类书籍里蕴含着深刻的心理学原理，而因为民俗文化常常会影响居民的心理状况，所以这类书籍还可能折射出著书时的部分民俗状况。

神经科学家大卫·伊格曼（David Eagleman）的实验表明，对有视觉的动物来说，做梦很可能帮助保护视觉功能。如今我们可以用电力照明，但在人类进化史上，99%的时间里都是无法做到这一点的。人在夜晚只能生活在黑暗中。黑暗对听觉和触觉没有影响，但对视觉来说就很不利了。考虑到脑区互相占领的速度，视觉皮质很快就会被其他脑区所占领。

伊格曼教授研究出的一套模型显示，做梦似乎是一种在夜间保护视觉皮质不受侵占的方式。其中涉及了一条非常特殊的回路。每隔90分钟，大脑中部的神经元就会变得活跃一下，展开一些活动。这些活动本身没什么特别的，但似乎是种保护性的激活机制，就好像说"现在是晚上了，你正处于睡眠模式。我们得让这部分脑区保持活跃，不然就会被隔壁脑区攻占"。无论有没有视觉，做梦都可能在随机列举"可能发生的事"，帮助动物做准备。

人类检测过许多非人生物的REM（rapid eye movement），其神经系统激活的规律和捕猎、伏击、进食等过程中发生的情况类似，显示它们可能在做相关的梦。这里面包括一些没有视觉自我认知能力的物种。按照人们的经验，在做梦的时候，由于脑区间联系的水平低于清醒状态的平均水平，梦往往是缺乏逻辑的，但正是这样，梦中产生的一些桥段可以在今后的生活中带来既视感。

有人问做梦多的人会比做梦少的人有更好的记忆能力吗？这个没有明确的科学依据。做梦和记忆能力虽然息息相关，但我们很难把它们直接总结成"做梦"和"记忆"是正相关的关系。要总结一个因果关系，科学研究中必须能控制变量，而在做梦这个实验上我们无法控制人"做更多的梦"或量化梦的数量。

梦境大多发生在睡眠周期的REM阶段，REM是人在深睡眠阶段后的一个阶段，是每个睡眠周期的最后一个阶段。而研究发现缺失REM阶段睡眠的人第二天白天会出现比较明显的记忆能力减弱而记不起前一天发生的事情的情况。

做梦，其实就是在快速眼动睡眠期间，大脑对于记忆的处理加工过程。我们都知道要想记住一个事情，是需要大脑主动进行储存加工的，便于后续生活中提取记忆。但是，其实对大脑而言，遗忘的过程并非记忆随着时间丢失了这么简单，遗忘的过程与记忆过程一样，也依赖于大脑主动地将已形成的神经环路所呈递的信息去除，也是主动性的。而记忆的加强和遗忘，就在睡眠过程中完成了。所以有的人会记住生活中很多无关的信息，他只是见证了发生，但由于大脑并未清除这一段，这部分记忆虽然需要一定的条件才能被激活，但是还是存在大脑内的。

睡眠过程中大量的神经元共同提取记忆信息，部分保留，部分删除，这些同时刻下的神经元发放会把有用信息、无用信息交织在一起，形成奇怪的联系。更进一步，你在快速眼动睡眠期间突然惊醒，就会疑惑为什么这些事情会同时出现在你的脑海里，因此也会产生一些主观合理化的解释。因此，其实梦是你在快速眼动睡眠中所有信息重演的过程，以及你个人主观意识对于无关信息之间地处理和推演。

有不少有趣的科学发明是在梦里完成的。我自己的某项专利也是在梦里受到启发而做出的。

例如，门捷列夫能够完成元素周期表竟是因为一个梦才得以完成。当时门捷列夫面临的最大困难是：在已经发现的元素中，有的原子量测得不准。这就像按人的个子高低排队时，1.8 米的高个子被当成 1.4 米的矮个子来站队一样。许多元素当时还没有被发现，就像排队时还有缺席的。要在这样排列的队伍中找出规律，真是难上加难。

当时，门捷列夫把已发现的 63 种化学元素排入他的扑克牌元素周期表中，但总有三四个元素没法加入表中。门捷列夫一直在思索，连续熬夜和过度用脑让他有些吃不消了。

有天晚上，他终于支持不住迷迷糊糊地进入梦乡了。他好像做了一个梦，在梦里他还在玩扑克牌找化学元素的规律，突然，他好像看到一个更完整、圆满的周期表。他兴奋得顾不得睡觉了，赶紧睁开眼，根据记忆把梦里的元素周期表在扑克牌上画了出来，并重新摆好了。当接连不上时，他判断该位置的元素应该是还未被发现，就在相应位置预留一张空牌。他一共预言了 11 种未发现元素，加上已经发现的 63 种元素，这样整副牌就达到了 74 张。这也是元素周期表的雏形，它像一幅地图，在这个表里所有化学元素都一目了然。

若干年后，他的预言都得到了证实。

另外一个著名的梦是苯环结构的发现。早在 1825 年，英国科学家法拉第首先发现苯，此后几十年间，人们一直都不知道它的结构。所有的证据都表明苯分子非常对称，但是让人难以想象的是，6 个碳原子和 6 个氢原子究竟是怎样完全对称地排列，形成稳定的分子的呢？

1864 年冬的某一天，德国化学家凯库勒（Friedrich A. Kekule，1829—1896）正坐在壁炉前打瞌睡。睡梦中，原子和分子们开始在梦中跳起舞来，一条碳原子链像蛇一样咬住了自己的尾巴，在他眼前旋转。

从睡梦中惊醒之后，凯库勒终于明白苯分子是一个环，由 6 个碳原子首尾相接。于是，在我们的有机化学教科书中，到处都能看到那个六角形的圆圈了。所以不要低估梦对发明创造的重要性。因为梦是神经元之间非常活跃地相互对话的最佳时刻。

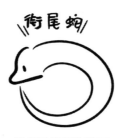

凯库勒梦里的苯环

如何记录自己的睡眠过程和质量?

我们知道睡眠的质量是至关重要的。为此我每天早上醒来第一件事就是看看自己有没有睡好。有朋友问,睡没睡好难道自己没有感觉吗?其实不然,我发现醒来后的身体感受和智能手表记录的数据还是有一定差距的。而这些差别对我总结怎样去管理好自己的睡眠很有帮助。

如果你有睡眠问题,你可以在医疗机构进行专业的睡眠检测,做一次全方位检查。通过导联线,医疗机构的多导睡眠图监测脑电图、心电图、肌电图、眼动图、胸式和腹式呼吸张力图、鼻及口通气量、体位体动、血氧饱和度等 10 余个通道的生理信号。通过分析这些指标,区分深睡、浅睡,辨清是否做梦、是否存在睡眠呼吸暂停综合征,从而科学评判睡眠质量。

当然像我这样头一碰枕头就像婴儿一般睡去的人是很幸福的。并非所有人都能拥有这样的幸福。如果经常去医疗机构对睡眠问题进行检查,在时间和费用上也是个问题。多数时候大家需要的是能提供日常数据监测并提供睡眠建议的服务。

睡眠监测服务由此产生。这些服务的检测主要有三种:手机 APP 监测,即通过手机自带的传感器,进行睡眠监测、引导;可穿戴设备监测,即通过智能手表或手环等设备进行数据监测;非穿戴式设备监测,即将各种传感器附在枕头、床单或床头进行睡眠监测。

　　我选择了佩戴 iWatch 睡觉。在睡觉前我会把电充足以免它坚持不到天亮。有一个 APP 叫 SleepWatch。这个软件是手机手表联动的。手表通夜测量我的心跳和睡眠深浅。

　　第二天，APP 会把我的睡眠状态如实报告：

1. 睡了 7 小时 35 分钟，达到目标。
2. 连续三天的睡眠都 96% 达标。
3. 浅度睡眠和深度睡眠状况一般，中间醒了两次。好的睡眠为在前半夜浅度睡眠较多而后半夜深度睡眠更多并且时间加长。
4. 休息良好的睡眠时间为 4 小时 15 分钟（56%）。
5. 平均睡眠心率为 55 次 / 分。
6. 平均睡眠心率比清醒时的心率降低了 16%。好的睡眠为睡眠心率比清醒时的心率降低 20% 以下。

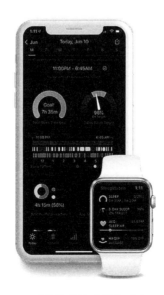

显示睡眠状况的手机和手表

　　根据前一天的睡眠情况，我们可以通过调节生活习惯来改善睡眠质量。比如，喝酒影响睡眠，如果前一天睡眠质量不佳，应该尽量少喝点酒，尽量早一些吃晚餐。

管理自己的情绪周期

人人都有情绪周期。皮皮有一个温柔内向的女朋友毛毛，他对毛毛各方面都很满意，唯独有一点让他不能理解，那就是毛毛有时会莫名其妙地发脾气。事后毛毛总是向皮皮道歉，说自己当时就是控制不住情绪，有一股无名火在胸中燃烧，让他原谅。可是这样的情况过不了一个月又会重来一次。让皮皮非常郁闷。后来，皮皮遇到一位学心理学的朋友，经过他的讲解之后，皮皮才明白原来毛毛是受到了情绪周期的影响，只不过她的症状比其他女孩更明显而已。

毛毛就是受情绪周期影响的典型例子，每个人的情况或轻或重。但是这都是正常的。如果我们理解情绪周期的存在，科学地去看待，就可以及时把控情绪的波动，处理好人际关系。

我们的情绪就像月有阴晴圆缺一样，也会有高低起伏的周期，这叫作情绪周期。科学研究表明，人的情绪周期从出生起就开始循环，周而复始。一个情绪周期一般为一个月，有的人的周期比较长或比较短。前一半时间为"高潮期"，后一半时间为"低潮期"。在高潮与低潮过渡的2天~3天是"临界期"，这一阶段的特点是情绪不稳定，各方面的协调性能差，容易办不好事情。

情绪周期又称"情绪生物节律"，是指一个人的情绪高潮和低潮的交替过程所经历的时间。情绪周期反应的是人体内部的周期性张弛规律。人的情绪周期性变化，如同一年里有春夏秋冬的四季变化一样。如果处于情绪周期的高潮期，就会对人和蔼、温柔、认真，容易接受别人的规劝，表现出强烈的生命活力，自己本身也感觉很轻松。如果处于情绪周期的低潮期，则喜怒无常，常感到孤独与寂寞，容易急躁和发脾气，容易产生反抗情绪。

虽然男人和女人都有情绪周期，但是女人的情绪周期表现要比男人更强烈一些。情绪同时受环境和周围人的情绪影响。

尽量多地出现在欢快轻松的场所，多和情绪好的、性格开朗的人在一起，正能量的影响让你快乐。

发现帮助或影响睡眠的原因

很多人睡不着的人都有这样的苦恼，在外工作了一天的时间，本以为回家之后就能呼呼大睡，却发现一上床反而更加清醒了。

不少人认为只要能睡着就不能算是睡眠障碍，只有整夜睡不着才是，这其实是一种错误的认知，睡眠障碍有四种表现形式，第一种是睡眠潜伏期长，需要 30 分钟到 60 分钟甚至 1 小时到 2 小时才能睡着。第二种是入睡没有困难，但是容易惊醒，而且惊醒后很难再入睡。第三种是睡眠时间少于同年龄人，并且睡眠质量差，睡醒后精力不能恢复，还常有头晕乏力。第四种是频繁地从噩梦中惊醒，甚至觉得整晚都在做噩梦。这四种情况都被认为是睡眠障碍。

影响睡眠的一大因素是生理性因素，包括老年人因为泌尿系统浓缩功能的下降，可能会出现频繁起夜的状况；在睡觉时打鼾的人，可能会因为得不到足够的氧气影响睡眠的质量；在夜间磨牙的人，会增加面部肌肉的紧张度而严重影响睡眠；等等。在睡眠的时候，环境也很重要，睡眠时有外界噪声干扰，会影响到人的睡眠，造成醒来次数增加、睡眠时间缩短、睡眠周期碎片化等情况，在外界安静无噪声的情况下睡眠，睡眠质量会更好。

长期的失眠可能和一些躯体疾病和神经系统疾病有关。

这些疾病主要有三种。第一种是不宁腿综合征。不宁腿综合征患者腿部会有不适感，有强烈的希望活动腿部的表现。这是一种常见的睡眠疾病，发病率约为 6%。大部分患者难以描述自己腿部的不适感，可能是疼痛，也可能是麻木或者如同蚁爬等，通常在活动后就能缓解，不宁腿综合征不仅会影响睡眠，还会使得高血压、心梗、冠心病等疾病的发病风险显著增加，所以及早地诊断和治疗就显得十分重要。

第二种是睡眠呼吸暂停综合征。这种疾病的患者常会在睡眠的时候上气道出现反复的塌陷阻塞，使得呼吸暂停，血氧饱和度下降，其特征是人声打鼾或喘气和呼吸暂停交替进行。这种情况会使得患者的缺氧加重，损伤血管、心脏等，最终会导致并发症如高血压、冠心病等发生。

第三种是慢性阻塞性肺疾病。这种疾病是呼吸道的慢性损伤导致的，失眠的严重程度会和疾病的严重程度相关。慢性阻塞性肺疾病的失眠特征有入睡困难、呼吸窘迫、睡醒后无恢复感等。

除了这三种疾病外，还有多种躯体疾病也可导致失眠，需要及时治疗。

除了医学治疗外，有些方法也可以一定程度上缓解失眠的症状。失眠的人往往会有认知偏差，在临近睡眠的时候会担心自己睡不着，出现紧张、恐惧等情绪，从而更加影响睡眠，形成恶性循环。认知疗法即帮助患者消除这些不合理观念，进行睡眠量评估，纠正错误认知，分析根源，重建正确认知。

放松疗法分为很多种，主要是让我们放松下来以助于进入睡眠。包括渐进式的肌肉放松训练、腹式呼吸训练、冥想法和深呼吸训练等。

研究证明，音乐能够缓解患者的紧张和焦虑。可以选择简单、和谐、慢板的轻音乐，选择一个冷色安静的环境，每天在睡觉前听听音乐，就能够缩短入睡时间，延长睡眠时间。

　　每个人睡眠质量的好坏和自身的身体和心理状态有关。对每天睡眠质量的检查和评估能让我们及时找到帮助我们睡眠的诀窍，也可能发现影响睡眠的原因。以我个人为例，大量饮酒对我的睡眠质量有不良的影响，而做适当的伸展运动有利于我的睡眠。

学会应对生活
环境中的风险

抗　衰

生活在疫情中

人类历史上一直在遭受三种苦难：战争、饥荒和瘟疫。正在读这本书的人应该没有受到战乱和饥荒的困扰，顶多小时候吃得不够好而已。

我们谁也没有想到百年不遇的新型冠状病毒悄悄地改变了我们的生活，这次新冠疫情来得突然，人类的反击却相当有力。科学家们很快把病毒的 DNA 序列完全测清楚了。这给后来的核酸检测和变异株的发现奠基了基础，也为疫苗的开发做了科学铺垫。

在人类历史上，我们有好多种有效的疫苗开发出来并供给数亿人民。这次疫苗的开发可以说是百花齐放，有灭活疫苗、重组蛋白疫苗、腺病毒疫苗和 mRNA 疫苗。其实，用不着纠结哪种疫苗效果最好，每种疫苗都多多少少能够激活人的免疫系统。

回归到个人，当遇到这种非常态的情况，我们是否就无法继续保持身体与心态的健康了呢？

2020 年 8 月 6 日我从旧金山飞抵上海，开始了 14 天的隔离生活。在这期间，除了每天完成该完成的工作，我有规律地练身练心练脑。我把每天的经历、活动和心态用诙谐幽默的语言加上图片在微信朋友圈里发表，称"余二隔离日记"。每日有 200 名左右的"读者"点赞，有诗为证：

防疫隔离心尚静，

身在斗室意识清。

健身强体不怠慢，

八方支援感温馨。

　　15篇"日记"分别以"回国""新鲜感""玫瑰山内功""创新""路人""彩色""鞋子和葡萄的故事""嫌弃""吃瓜""高二俯""盛宴""雷电的旅行""美酒飘香""有舍才有得""完美"为主题，配以九宫格图片，完整描述了我隔离期间的起居生活、饮食、喜怒哀乐、碰到的烦恼和心理调整方法。

　　每天醒来，我都提醒自己"我心光明"，美好的一天又要开始了。

　　对我最有帮助的是每天清晨的瑜伽练习。我选择的是健身练心的致敬瑜伽（Namaste Yoga）。健身练的是呼吸、伸展、肌肉力量、韧带。心练的是"我心即宇宙，宇宙即我心"的境界。

　　瑜伽只有23分钟。一个温柔的声音响起："致敬瑜伽是为了寻求返璞归真，给每天创造反思的空间，达到一瞬间清净，从繁忙的日常中超脱；练习这些运动中的理疗，把自己变得更加敏锐，让身体、心智和灵魂达到一致。"

　　接下来是平衡练习，我会在垫子上探索自己的平衡能力。还是从大山式开始，吸气双臂扩胸打开心胸，然后呼气双手在胸前合十，然后向上伸展，挺直胸膛，箭步呈骑士一式。学会双腿的平衡才能找到单腿平衡的诀窍。我们在垫子上摇摇晃晃地摸索，才会找到核心……

　　享受放松后，冷静下来，清醒敏感，接地气，打开心田，拥抱双膝，双脚蹬天，四脚朝天。聚焦当前的享受。

　　瑜伽是有意义的连接自身内在和外在的练习。不要在意你的动作，更注重瑜伽为你带来什么。瑜伽是心和身体的重逢，能量和灵魂不可分割。让我们致敬吧！

瑜伽课是用拉尔夫·沃尔多·爱默生的诗句来结尾的："大多数人生活中的阴影是因为自己站在阳光当中。"

降低身体内的炎症反应

　　炎症是百病之源。炎症就是我们平时所说的"发炎"，是机体对于刺激的一种防御反应，严重的表现为红、肿、热、痛和功能障碍。

　　大部分时候，我们体内的炎症反应是局部的、微量的，我们不易感受得到。炎症可以是感染引起的感染性炎症，也可以不是由于感染引起的非感染性炎症。炎症本质是人体的自动的防御反应，是用来保护机体的，但是炎症也是对人体自身组织的攻击。如果不对炎症加以控制，就会引起各种各样的不适和疾病，包括心血管疾病和癌症。

　　依依是一个7岁的小男孩，才30斤重，比同龄的小朋友瘦小许多。因为抵抗力弱，他经常感冒，有时肚子疼。爸爸妈妈心疼儿子，买了许多进口营养品，但一直没有效果，怎么吃体重也没有见长。依据常理，长身体的男孩每年应该长近10斤的体重，可是依依的体重只比去年长了一点点。

　　依依的父母在健康管理师的建议下，带依依做了一次食物不耐受检测。这是针对120种常见食物的过敏原的检测。众所周知，如果某些食物在身体里不耐受，就会产生抗体（免疫反应）。

　　结果显示，依依对奶制品、西红柿、鸡蛋都有严重过敏反应。这完全出乎依依父母的预料。哪个家长不会给孩子进补鸡蛋和奶制品呢？

　　看到结果，依依的父母改给依依吃其他蛋白质丰富的食品，如鱼类和豆制品，依依的病态很快消失了，脸上红润起来，并很快开始长身体，变得健康活泼。

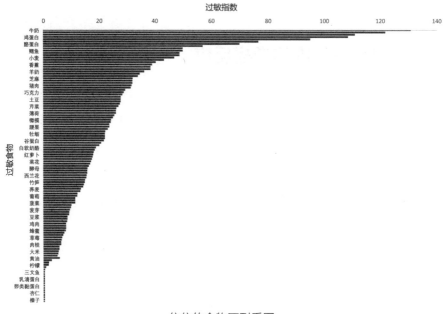

依依的食物不耐受图

学会躲避身体危险

　　人和动物都会有一种预感，特别是大祸临头的时候，往往预感特别强烈。能够察觉到危险并且能够转危为安，是我们生存的重要本能。

　　一次，我的儿子大卫带我和夫人去南非开普敦吃饭。傍晚时分，天色慢慢暗淡下来。大卫和我妻子在前面边聊边走，我以3米的距离跟在后面。突然，一个行色可疑的黑人小伙走到大卫身后，这家伙要偷大卫的皮夹子！我全身的神经绷紧了，正准备奋不顾身扑倒小偷，只见大卫慢慢伸出胳膊，搂住了那个黑人的脖子笑道："兄弟，这个主意可不太好哟！"不知是因为大卫胳膊上的肌肉，还是他沉着冷静的语气，那黑人把已经得手的钱包放回到大卫口袋里。这时，我才看到黑人还有几个同伙就在附近，我暗暗佩服大卫的机智和勇敢。如果当时我们用暴力对抗，可并不一定有胜算。

　　就像这次经历一样，我们一生中难免会遇到各种险境，如果处理不当，就会身遭不测。因此，人要培养自己对形势有全面的分析的能力，哪些险可以冒？哪些险不可以冒？你的心中要有底线，要充分了解自己的实力。生命最宝贵，保护身体安全健康的意识尤为重要。

　　我年轻的时候喜欢滑雪，虽然每次都是筋疲力尽，但滑雪下山的快乐总是让我欲罢不能。到了50岁，不知是身体抑或是心态的缘故，我停止了两种剧烈的运动——网球和滑雪。奇怪的是，哪怕冬天住到滑雪场附近，我也没有跃跃欲试重返沙场的冲动了。我清晰地提醒自己犯不着冒险，万一摔断了胳膊摔断了腿可不是闹着玩的。

前几天，我碰到了年长我几岁的朋友祥东。祥东爱好体育，年轻时他经常参加剧烈运动，打篮球，踢足球，打网球。可是这次他跟不上我们散步的步伐——他的腿受伤了，走起来很痛。我猜测他的腰椎有问题，建议他去做个核磁共振。他实在不应该认为自己还年轻，继续从事剧烈运动。散步、打高尔夫球更适合这个年纪的我们。对待可能造成身体损伤的运动与活动，我们必须根据自身情况做好评估。

你想年轻就会年轻

🔊 规划好百年人生

　　我们一直被传统的人生观误导着。所谓三十而立，四十不惑，五十知天命，六十耳顺，七十从心所欲，是按照人的 80 岁的寿命而言的。如果能活到一百岁，请问你该如何去规划和看待你的人生？

　　这个问题，在这个平均寿命不断增长的时代显得尤为重要，也是让我们每个人都备感焦虑的问题。伦敦商学院的两位经济学教授安德鲁·斯科特（Andrew Scott）和琳达·格拉顿（Lynda Gratton）出版了一本称为《百年人生》的书，作者从平均寿命增长这个角度，为我们提供了一个重新审视人生和社会发展趋势的全新视角，并给我们提出了建议。前一段有一个读书会邀请我推荐、导读一本书，我就推荐了这一本。

　　对于未来，这本书的作者一共提出了六大预言。也是我们现在就应该开始思考的现实。

预言一，你这辈子很有可能活到一百岁，甚至超过一百岁

　　在过去，人到了 50 岁差不多就可以被称为老大爷了，可以整天坐在大门口晒太阳，他可能连话都听不太清了，或者是不愿意听清。而如今，50 岁是当干之年，正年富力强。我和同龄人都是 60 岁左右的人了，大

家觉得我们老吗？绝对谈不上老。

加利福尼亚大学等研究机构的最新权威数据显示，从 1840 年开始，人类的寿命就在以平均每年大约 3 个月的速度递增。也就是每过 10 年人类就可以多活 2 到 3 年。进入 21 世纪以后，由于生物医学的发展，这个趋势变快。从 2001 年到 2015 年，短短不到 15 年，人类的寿命就增长了 5 年多。

值得注意的是，这个增速是全球的平均寿命，一个取了平均值的寿命。而且这个增加不仅是针对发达国家，对于发展中国家也是一样的，有的甚至增幅更大。中国人在 20 世纪 50 年代初期的平均寿命是不到 40 岁，到了 2016 年，中国人的平均寿命已突破了 76 岁，整整多了 36 年的平均寿命。根据这些趋势计算，一个 2007 年出生的 00 后，活到 100 岁的概率是 50%。咱们现在身边的这些 00 后的小孩子，有一半会是百岁寿星。

以后的 10 后、20 后，大概率每个人都是百岁老人。所以百岁人生这件事跟你的关系大了，不但你这辈子活到 100 岁是非常有可能的，你周围许多人都会。那么请你从现在开始做好充分的思想准备。

预言二，传统的三段式人生消亡，多段式人生登场

什么叫作传统的三段式人生呢？就是过去我们把人生分成了边界非常明显的三个阶段，第一个阶段上学，第二个阶段工作，第三个阶段回家养老。

比如说一个人，他 7 岁上小学，20 来岁大学毕业参加工作，这 20 年就是第一个阶段，全部都消耗在学校里了；毕业后开始工作，干到 60 岁左右退休，这 30 年就是第二阶段，全都耗在单位里了；然后退休回

家，抱抱孙子，养养花，等着走向人生的尽头，这是第三阶段，全都耗在家里了。

这种典型的三段式人生是我们上一辈长辈的标配，我们也习以为常。这几乎也是在过去的几十年里大多数人的基本生活节奏。

《百年人生》的作者认为，这种三段式的节奏在人人都长寿的时代里已经要消亡了。这种旧的生活方式不再适用。其最根本的一个问题是财务和工作的问题。主要问题就是你在人生第二个阶段积累的财富可能很难支撑你的余生、给养老做经济保障。因为你活得比预期要久得多，面临的需求也更多。

过去人们工作20年~30年，挣点钱，留点积蓄，差不多就足够支撑退休之后的养老生活了。可是现在完全不一样了，如果你还要60岁退休，哪怕考虑延迟退休年龄到70岁，70岁距离100岁依然还有30年。请问这么长的时间，日子又该怎么过呢？当大家都能活到100岁的时候，多段式人生就会登场，或者说，它已经在我们不少人当中登场了。

所谓多段式人生，就是一辈子被分割成四段、五段，甚至更多段。每个小段都有自己不同的主题，并且各段之间是穿插进行的，不会再有明确的边界。

比如，十几岁的时候你在上学，30岁的时候你可能又重新回到了校园；20岁的时候忙得没空谈恋爱，40岁的时候抽空谈了一个对象，没过2年结婚了；50岁的时候，你从一个公司的管理层辞职了，中间花了1年的时间去旅行，放空自己，回来之后又找了一个新行当，重新开始创业；60岁的时候你创业成功，决定再回到学校里面读一个新学位。

这些在今天看起来不可思议的人生，在未来就会司空见惯，其实我们当中已经有人开始实践多段式的人生。我和不少朋友不就在尝试这样丰富多彩的人生吗？

预言三，不断自我革新是必备的生存技能，喜新厌旧将会成为人类的美德

　　如果要享受丰富多彩的人生，我们就必须学会更多的技能。作者认为由于三段式人生的崩溃，多段式人生的到来，这种快速变化的节奏要求我们必须时刻拥抱新鲜事物，改变自我。如果你不敢或者不想面对新事物，只想安于现状，故步自封，那么你就只会被时代所抛弃。

　　在百岁人生里，50 岁刚刚度过了生命的二分之一，正是打拼和学习的时候。50 岁有的人要转行，有的人开始创业，有的人重新回到学校学习新的技能，有的人干脆周游世界。所以在多段式人生里，害怕改变或者不愿意改变的人将会被淘汰并且无处可逃。新的生活节奏要求我们每个人必须自我否定并且自我更新。我们要敢于放弃已经拥有的东西，包括已经有的经验、学历、知识，甚至你对世界的认知。

　　在这长达 100 年的人生里，你的三观也会被来回颠覆。这是一个建立，重建，再颠覆，再重建的过程。在百岁人生里，我们会终身学习，这是唯一贯穿我们一生而不变的轴线。

　　在未来，我们在大学校门几进几出会非常普遍，每个人都会拥有不止一个大学学位。除了终身学习，碎片化学习和多学科同时学习也会变得普遍。学习活动就会被分散到各个时间的碎片里或者融入其他的工作娱乐中。时间的合理分配和利用成为重要的竞争力。娱乐产业会把游戏、影视、社交平台视频和移动互联网等各种渠道用于知识的整合，让你一边玩一边学。娱乐产业和教育产业的结合是未来的一个必然趋势。

预言四，人工智能取代部分职业，城市之间的差距越来越大

我们的寿命拉长之后，那些枯燥无聊的、可以批量培训的重复性工作就让人们越来越难以忍受。另外在多段式人生里面，职场人员的流动性会越来越大，同时个人经验的积累会变得越来越困难。

所以，解决这些问题就靠一种新的智能技术来代替我们人类。不但能把我们从无聊且重复的工作中解脱出来，而且会帮我们积累数据，总结经验。许多人类的竞技活动从此就被人工智能给灭绝了。例如，谷歌的 AlphaGo 看遍人类所有的围棋棋谱后，直接代替人类成为围棋专家，从此再也没有国际围棋比赛可看了。

人工智能对于我们未来的各行各业的就业影响极大。人工智能会使得未来的社会分工出现严重的两极分化，中间行业被淘汰。最顶层的原创性的行业，比如科研、设计、文化创意、娱乐业、教育业会保留下来，并且还会发展得更好。同时，不需要太多科技含量的产业，如理发美容、餐饮服务这些个人服务产业也会被保留而且需求会增大。除了这两头之外，科技成熟并且具有重复性，标准化，可被电脑指令化的，可以用机器代工的行业，都将全部被人工智能无情取代。比较典型的，像中介、金融、物流、医疗，可能是最先被替代的重灾区。

让我们顺应时代，放弃过去吧！如果你觉得自己肯定做不了科学家和设计师，那你可以尝试一下向服务业发展。做个美容师或者餐馆老板是不是也有成就感？

中间产业被掏空，受伤害最大的是广大的二三线城市，两头的产业比如科研、教育、文化创意、服务业等，是一线城市的固有优势。在人工智能的社会，更好的行业资源只会更加向大城市集中，这个优势只会越来越大。而受到冲击的二三线城市想追上这个差距，是非常困难的。

多段式人生带来的巨大流动性也是大城市的优势之一。

过去在三段式人生里我们在一个地方待上几十年，这一辈子很快就过去了，可是现在你要活 100 岁，一生可能要尝试好几份工作，去好多个地方。既然都是换工作，换地方，为什么不试试到大城市里看看呢？世界这么大，人生这么长，先去大城市里面溜达一圈，这不是很正常的想法吗？所以正是在这种心态之下，一线城市只会像一个巨大的旋涡吸引着来自四面八方的精英人才，这种人力资源的优势也是其他城市很难追赶的。

预言五，跨年龄的交往会成为主流

在多段式人生里，无法按照年龄去判断一个人的身份、财富和社会地位。将来在各个年龄段里，什么样的人可能都会有。20 岁出头的人可能是一个大公司的 CEO（首席执行官），50 来岁的人可能是一个在校大学生，一个 40 岁的人可能才刚刚办完婚礼。

年龄已经不再是区分人群的标签。年龄不仅没法代表身份，更代表不了我们的能力和性格。你的顶头上司可能比你小 10 岁，但是在专业技能和工作经验上他可能比你强很多。你的下属可能比你大 15 岁，但干起活来可能比你的腿脚还要利索。还有住在旁边跟你平级的老王，已经是三个孩子的爷爷，而你还单身呢。但是人家老王下班之后跟你一样跑去 KTV 唱歌、喝啤酒、吃烤串，样样不差，玩起来比你更疯狂。

在百岁人生里，我们必须忘却年龄，学会跟不同年龄的人打交道。这就要求我们有更强的沟通和交流能力，以及更加开放的心态，真诚地迎接来自不同年龄段的新朋友。男女之间的恋爱在未来有更多的可能性也是跨年龄的，20 岁的小伙子去追求一个 40 岁的女士，或者 30 岁的女性跟一个60岁的男人结婚，可能都会是非常正常的。因为大家对年龄都已经不敏感了，相差个20岁甚至30岁，他们之间擦出爱情火花也不是什么奇怪的事，所以那种跨越了几个年龄段的爱情故事，可能是新常态。

预言六，人生的选择会越来越慎重

我们过去大部分人对人生的选择，入什么行、嫁什么郎，都是按照三段式人生规划的。我们最重要的选择其实很简单，就是"和谁在一起？做什么？"。我们过去一辈子的选择可能也就是那么寥寥几个，万一你不小心做错了一个选择，进入到一个自己不怎么喜欢的行业，忍一忍，也别折腾了，反正过上个二三十年，这一辈子就这么过去了。

可是在百岁人生里，这么漫长的一生，你不能忍也不愿意忍。一旦选择错误，将会折磨你很长时间，最后你必须重新做出选择。但是在多段式人生里面，人的流动性和个人机会越来越多。大家会比原来更慎重地选择。因为你做的每一次选择背后都是有机会成本的，选择做得越多，成本付出得也越多。所以做选择是要非常慎重的。选择错了要尽快止损，重新选择。

选择机会的增加，并不等于对每个选择都会更加随便，我们反而会更慎重和小心。很多条件相当优越的年轻人在择偶这件事上越来越较真，30多岁没结婚的大有人在。这不光是因为工作忙，更重要的是大家在选择伴侣这件事上更谨慎了，宁缺毋滥。可以预见将来人类的婚恋时间只会更加延迟，三四十岁不结婚不再被称为剩男剩女。

选择越来越难，怎么办？《醉人生》的作者给了我们提了两个建议。

第一，要经常性地放飞自己，在漫长的一生里，不要急着一直埋头赶路，可以适当地停下来，轻松一下，就好像一场演出一定要留出中场休息时间。比如你可以结伴旅行，感受一下外面的世界。给生命留出空白，反而更容易看清这个纷繁复杂的世界，帮助你做出适合自己的选择。

第二，从现在开始要重视个人无形资产的积累，就是你的个人信誉、口碑、人脉圈子、信息渠道等。在百岁人生里，那些有形的资产，如车子和房子再值钱也终将贬值，而你在选择时的信息优势，会为你带来更好的选项。如果你的人脉圈子足够广，那么在每一次跳槽的时候你就会得到更好的行业或职位信息，帮助你成功向下一个人生阶段过渡。

〰 面对死亡

新冠病毒的肆虐，让我们意识到生命的无常。战乱、饥荒和瘟疫是人类死亡的伴随者。如何理解死亡？这是我们有幸活着的每一个人都要面对的问题。面对无常人生，我们每个人都应有所思考和准备。正确地理解死亡，才能更好地过好人生。懂得死亡，就是学习生活，也懂得生活。我们这里名为谈死，实为论生。

理解生与死是人类自然生命历程的必然组成部分。树立科学、伦理、健康的死亡观，有助于消除人们对死亡的恐惧和焦虑。

经历了母亲去世的悲伤，看到许多朋友的长辈离世，还有那些因意外事件失去生命的陌生人，我更理解了活着的人的心境。帮助他们度过失去亲人而悲痛的时光，我觉得大有学问。无论是心灵的安慰还是心理的解脱都是为了让我们重新振作精神，面对阳光走出阴影。缅怀逝者的美好一生，从心底里认可逝者的存在和贡献，放下，让他远行。

同时我们要帮助人们坦然面对死亡。我不曾死过，无法体会临终人的心理。是求生、无奈、坦然、安详，还是愤怒、反抗、怨恨？既然人固有一死，临走前道一声"我心光明"会给所有在场的人一个安慰。

我们思考各种死亡相关的问题，学习和探讨死亡的心理过程以及死亡对人们的心理影响，为处理好自身之死和亲人之死做好心理上的准备。

我们应该勇敢地正视生老病死的问题，加深对生命与死亡的认识，并将这种认识转化为珍惜生命、珍爱健康的强大动力，进而提高自己的生命和生活质量。

教会人死亡，就是教会人生活。我们懂得死亡，恰当看待死亡，坦然面对死亡，对自己的人生有一个良好规划，能够合理安排自己的生活，活出最美好的自己。

有一次和好友喝咖啡聊天。聊到人生的末尾，朋友叹道："人生苦短，聊生且不够，为什么要聊死呢？"我说："其实不然，不知从何时开始，我已经对死毫无畏惧。我认为我此生足矣，因此随时可以笑着离开人间。因为我心已满足，该有的都有了，该享受的都享受了，该爱的爱了，该奉献的奉献了。活在当下，享受眼前的每一刻是我存在的原因，如若这种享受由于各种各样的原因需要停止，我也无憾。"

一年前，我失去了我最爱的亲人，我的母亲。我是慢慢失去她的。虽然她离开时已近九旬，我还是舍不得她走。我无法知晓她临走前几个月到最后离开时的想法。她留恋这个美好的世界吗？她舍不得我们这些相亲相爱的子孙吗？还是她心已满足，没有留下遗憾。我欣慰的是患有阿尔茨海默病的她，退化的神经系统也许是上帝的眷顾，没有承受太多的身体上的痛苦。没有痛苦，保持尊严是临终人的普遍心愿。

庄子对死有辩证的解释。苦生乐死就是辩证看待生死，生死没有绝对的好坏。庄子在重生贵生的同时，对死亡有着淡然的态度。在庄子那里死亡似乎成了一种解脱，意味着人生之累的解除，不是贪生怕死，而是以生为苦和以死为乐。可以说庄子认为死亡甚至超越了生存本身的生命价值，应该坦然面对死亡。如庄子在《刻意》中说："其生若浮，其死若休。"在《至乐》中说："人之生也，与忧俱生。寿者惛惛，久忧不死，何苦也！"在《庚桑楚》中说："以生为丧，以死为反。"庄子告诉大家死亡不是一件可怕的事情，而是一种快乐且有意义的解脱，是一种休息。也有人把死亡作为痛苦人生的解脱。

有人说人生苦短，就有以死解脱之道。我却不以为然，如果我心阳光，人生快乐健康，何苦有之？如果人生美满，何以用死了结？享受当下的健康、快乐、年轻、美丽，热爱自己的世界才是我们应该聚焦的想法。看淡死亡，死亡来临不必惊慌，坦然以对便是。正是因为有死亡，我们才更加珍惜生活的美好。美好的生活靠自己创造。

你是自己健康的第一责任人

我喜欢用"你是自己健康的第一责任人"作为书的结尾。上一本出版的《大健康通识课》也是如此。去年秋天，一场以"健康中国·我行动"为主题的健康中国行动（2019 年—2030 年）启动仪式在京举行，引起了社会广泛关注。调查显示中国居民健康素养水平总体仍比较低，我等有责任和义务做好科普工作。

总体来讲，大部分民众对于预防疾病、早期发现、紧急救援、及时就医、合理用药、应急避险等维护健康的知识技能比较缺乏。其主要原因是大家对健康科学原理不明确，片面地道听途说，吸收的伪科学的信息太多。许多人存在吸烟、过量饮酒、缺乏锻炼、不合理膳食的不健康生活方式。我们熟知预防是最经济、最有效的健康策略，每个人都是自己健康的第一责任人，对家庭和社会都负有健康责任。

世界卫生组织研究发现，个人行为与生活方式因素对健康的影响占60%。要想养成健康的生活方式，提高个人的健康素养必不可少。健康素养是指个人获取和理解基本健康信息和服务，并运用这些信息和服务做出正确决策，以维护和促进自身健康的能力。

健康中国行动是一个系统工程。除了政府和个人以外，还要动员更多的社会力量参与健康知识普及工作。专家们希望，通过健康中国行动，每个人是自己健康第一责任人的这个理念，能够牢牢地树立在人们的心里，要养成符合家庭特点和自身实际的健康生活方式。

每个人作为自己健康第一责任人的意义重大。这不仅关系到你自身的健康和长寿，还关系到家庭的幸福和快乐，关系到社会的和谐和美好。要做到这一点，我们需从现在、从自己做起，从小地方开始。开始吧！或者从减肥开始，或者从睡眠开始，或者从锻炼开始，或者从饮食开始，或者从身体检查开始，开始你的健康人生之路。《大健康通识课》给大家列举了大量的科学原理、应用场景和实践经验。健康人生是百年之计，计划好每一天，享受每一天，只有你自己才能做到。

在这本书的结尾，我想从你愿意、你知晓、你懂得、你行动、你能够、你会意、你得失、你必须、你阳光、你科学 10 个方面来解释、分享、教导和促进你对自己健康的关注和实践。

1. 你愿意把自己的心理、生理、身体和环境进行全面优化。你愿意每天付出努力，付出时间和钱，为自己的健康买单。这种愿意是打心底里出来的、心服口服的、持久性的愿意。

2. 你知晓自己的身体状态，知晓自己的遗传背景和疾病风险，知晓目前什么指标应该多多关注，哪些指标应该定期检查。

3. 你懂得如何分析自己的身体状况，懂得用数字描述自己的健康情况，懂得如何用食物、药物、生活方式的改变去影响这些数据。

4. 你会及时行动去预防可能发生的不良状况，当某个不良现象出现时，你会马上行动加以干预，你会不断观察病情的发展直到改善。

5. 你有能力做到所有计划中的流程，包括定时定量的身体锻炼，定时定量的饮食，定时的检测。

6. 你会意医生、专家、健康师的建议，你会意他们的建议在你身上的效果并及时反馈。

7. 你得到心智体三方面的提升和优化，同时抛弃过去养成的"坏"习惯和对自己身心不利的东西。了解得与失对你的重要性有助于实践健康生活的顺利进行。

8. 你必须承认你是自己健康的第一责任人。没有第二个人能为你的健康负责，而你对家人和社会有责任。因为你不能给家人和社会添加负担。

9. 你保持一个阳光的心态，相信一切都是美好的，任何事情都有处理的办法，对任何事情都用宽厚的心看待。

10. 你相信科学，相信科学在进步。科学让我们更加了解我们的健康，科学会解决目前还解决不了的问题。

书写到最后，还有几句简单的话希望大家能记住。

首先，每个人都有可能健康长寿，有活力地生活。有一个美好的百岁年华并不难，只要做到心情舒畅，脑力充沛，身体健壮就可以。

其次，百年人生是由每一天组成的，虽然我们无法改变我们的先天条件，也就是我们的基因，但我们保持的良好的生活方式决定了我们的晚年健康。尽量过好每一天，让阳光沐浴我们的心灵，让快乐传遍我们的全身，让我们的每一个细胞都有活力，不衰老。

再次，人生的道路有千万条，无论是学习、职场、社交，还是尽责任、担义务，我们有许多选择。探索自己所爱，了解自己所能，会帮助我们找到效率最佳的状态，从而使我们的生活更加充实美满和富有成就感，同时促进我们自身的心智和身体的健康。条条大路通往幸福快乐和健康。

最后，人生其实是一个管理的学问。学问渊博的人有健康的体魄、有趣的灵魂，受周围的人尊敬和喜爱。每一个人都是自己的 CEO，一切决策靠自己，一切后果自己承担。

做最好的自己也会影响周围的人去做最好的自己。你是自己健康的第一责任人。最后，我想说，道理都说得通，哪怕现在还没有说通的事情，将来科学发展了就会说通，关键是，道路是自己走出来的。就像我常说的："你觉得自己年轻，你就年轻！"

（全书完）